INES LEUE

An einem RUHIGEN SEE ...

Meditationen und **Fantasiereisen**
zum Vorlesen und Selbstpraktizieren

Schirner Verlag

Dieses Buch enthält Verweise zu Webseiten, auf deren Inhalte der Verlag keinen Einfluss hat. Für diese Inhalte wird seitens des Verlages keine Gewähr übernommen. Für die Inhalte der verlinkten Seiten ist stets der jeweilige Anbieter oder Betreiber der Seiten verantwortlich.

Wir verzichten auf das Einschweißen unserer Bücher – **UNSERER UMWELT ZULIEBE!**

ISBN 978-3-8434-1448-7

Ines Leue:
An einem ruhigen See …
Meditationen und Fantasiereisen zum
Vorlesen und Selbstpraktizieren

Umschlag: Simone Fleck, Schirner,
unter Verwendung von # 587960360
(© LedyX) und # 1012201147 (© Cloudy-Stock), www.shutterstock.com
Layout: Simone Fleck, Schirner
Lektorat: Sandra Woite, Schirner
Printed by: Ren Medien GmbH,
Germany

www.schirner.com

1. Auflage Juli 2020

Inhalt

Entspannung - Was ist das? 5

Tipps zur Durchführung 7

Die Meditationen und Fantasiereisen 11

Die Melodie deines Herzens 12
In Dankbarkeit loslassen 19
Die Farben der Chakras 24
Eine Reise durch das Land deiner Gefühle 31
Schamlosigkeit 40
Entschleunigung beim Waldspaziergang 46
Unbeschwerte Kindheit 51
Unendlicher Frieden 57
Ein neuer Morgen 61
Sonnenaufgang auf dem Berg 66
An einem ruhigen See… 71
Eine Reise zur eigenen Wahrheit 76
Wahre Liebe 82
Hingabe und Erlösung 87
Endlich Unendlichkeit 93
Deine Gabe 100
Pusteblumen 105
Auf die Zukunft ausrichten 109
Vergebung 114
Sanftes Schweigen 120
Familientreffen zu Weihnachten 126

Ein neuer Tag 133
Dein Seelenfluss 138
Deine 13 Wünsche 145
Freundschaft 152
Jahresende 157
Die Quelle der Liebe 162

Nachwort 166

Danksagung 172

Literaturempfehlungen 173

Über die Autorin 174

Bildnachweis 175

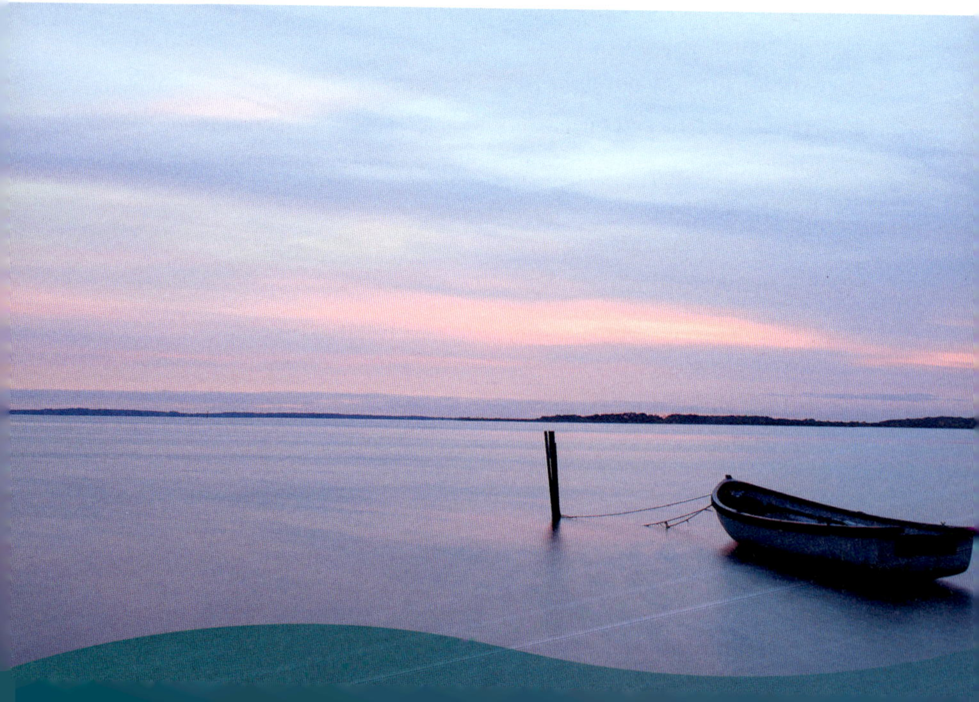

Entspannung – Was ist das?

Die richtige Zeit für Ruhe und Entspannung ist immer jetzt. Du selbst entscheidest, ob du dir diese Zeit nehmen und dich auf sie einlassen möchtest. Es bedeutet, du verbringst Zeit mit dir – nur mit dir! Diese Zeit ist wertvoll, denn sie führt dich zu dir selbst. Das fühlt sich manchmal gar nicht so entspannend an, weil sich so manches Thema melden kann, das angeschaut werden möchte. Und doch ist dieses Anschauen der einzige Weg, um *eins mit dir selbst* zu werden und wirklich entspannt zu sein.
Dieses Entspannt-Sein ist etwas Besonderes, weil sich dein Körpersystem nur in diesem Zustand wirklich regenerieren kann. Dann kann es Erfahrungen verarbeiten, die auf emotionaler und mentaler Ebene stattgefunden haben oder immer noch stattfinden. Deswegen gibt es zum Beispiel am Ende der Yoga-Praxis häufig eine Übung zur Entspannung, und diese ist eine der wichtigsten Übungen überhaupt. Diese Asana heißt »savasana«, die Totenstellung, in der man daliegt und dem Anschein nach nichts tut – sich einfach entspannt.

Im besten Fall ist Entspannung eine Zeit für emotionales und gedankliches Zur-Ruhe-Kommen. Danach sehnst du dich sicher auch, denn sonst hättest du dieses Buch nicht in die Hände genommen. Vielleicht bist du aber auch Yogalehrer oder Entspannungstherapeut, der sich Vorlagen für innere Reisen wünscht. Entspannung einzuleiten und sich und andere in die Welt der

Seelenbilder zu führen, ist eine Fähigkeit, in der du dich vielleicht noch nicht so sicher fühlst. Dann ist es schön, Anleitungen zu haben, an denen du dich orientieren kannst und durch die du Impulse bekommst, um es vielleicht einmal selbst und ohne Vorlage zu versuchen.

Du kannst die Texte aus diesem Buch vorlesen, wie sie hier stehen, oder sie mit deinen eigenen Ideen ergänzen. Sie sind für dich geschrieben, du entscheidest, wie du sie verwenden möchtest. Du darfst in die Worte und Bilder der jeweiligen Geschichte eintauchen, wenn du dich oder andere entspannen möchtest. Zu jedem Entspannungstext findest du kurze Erklärungen und Hintergrundinformationen.

Ich habe die Entspannungstexte begrifflich in »geführte Meditationen« und »Fantasiereisen« eingeteilt und möchte dir kurz die Unterscheidung erklären: Bei den geführten Meditationen wirst du angeleitet, in dein Inneres zu blicken und dich mit deiner Gefühls- und deiner Gedankenwelt auseinanderzusetzen. Während der Fantasiereisen begibst du dich mithilfe von inneren Bildern gedanklich an andere Orte, die dich dabei unterstützen, bestimmte Themen aufzuarbeiten und Entspannung zu finden.

Ich wünsche dir viel Spaß beim Meditieren und Reisen in Fantasiewelten!

Tipps zur Durchführung

Vielleicht fragst du dich, wie du dieses Buch lesen sollst, weil du es gewohnt bist, von Anfang bis zum Ende und in der vorgegebenen Reihenfolge zu lesen. Lasse dich von deiner Intuition leiten! Schlage das Buch auf, und verwende den Entspannungstext, den du siehst. Du kannst aber auch das Inhaltsverzeichnis durchgehen und eine Meditation oder Fantasiereise wählen, zu der es dich spontan hinzieht. Wenn du es aber von vorn bis hinten durchlesen oder verwenden möchtest, dann wird auch das für dich genau richtig und stimmig sein.

Wenn du die Texte für dich selbst verwendest, lies sie so langsam, dass du dir die Bilder vor deinem inneren Auge vorstellen und die Geschichte erleben kannst. Du kannst sie dir aber auch vorlesen lassen. Wenn du die Texte für andere vorliest, überlege, ob dir die jeweilige Einleitung in die Meditation gefällt oder ob du eine andere nutzen möchtest, um in die Entspannung zu führen.

Hier ein Beispiel für eine ausführlichere Einleitung:

»Ziehe dir etwas Warmes an, lege dich dort hin, wo du dich die nächsten Minuten entspannen und dich wohlfühlen kannst, und decke dich vielleicht mit einer Decke zu. Mache es dir so bequem, wie du möchtest. Lege deine Beine ungefähr hüftbreit auseinander, und lasse deine Füße nach links und rechts außen zur Seite fallen.
Löse alle Anspannung. Gehe dafür einmal deinen ganzen Körper entlang: Entspanne deine Füße, deine Waden, deine Knie, deine Oberschenkel, und setze diese Entspannungsimpulse über deinen Rücken, deinen Bauch, deinen Brustkorb bis nach ganz oben fort. Führe deine Arme weit vom Körper weg, und strecke sie, als ob du sie in die Länge ziehen möchtest, spreize deine Finger, und lege deine Hände mit den Handflächen nach oben auf den Boden.
Nimm dir den Raum, den du gerade brauchst. Schiebe deinen Kopf aus dem Schulter- und Nackenbereich heraus, drücke den Hinterkopf sanft in den Boden, und löse die Anspannung. Überprüfe, ob deine Zunge locker im Mundraum liegt, ob alle Gesichtsmuskeln entspannt sind und auch deine Augen geschlossen ruhen.
Atme dabei bewusst tief in den Bauch ein und aus. Lasse dich mit jeder weiteren Ausatmung tiefer in die Entspannung sinken. Entscheide dich, wach zu bleiben, damit du die Entspannung bewusst spüren kannst. Wenn du aber dennoch einschläfst, akzeptiere es und sei dir sicher, dass das, was du gerade erfährst, immer das ist, was du benötigst.«

Nun kannst du mit den eigentlichen Fantasiereisen und Meditationen beginnen. Am Ende der Reisen kannst du entweder die in den Texten vorgegebene kurze Rückkehr verwenden, um dich oder andere wieder aus der Entspannungszeit zu holen, oder du orientierst dich an der folgenden ausführlicheren Variante:

»Komme langsam wieder an im Hier und Jetzt, in diesem Raum, in diesem Moment, und werde dir deines Körpers bewusst. Bewege langsam deine Finger, deine Zehen, deine Hände, deine Füße, und lasse die Bewegungen größer werden. Bewege dich so, wie es dir gerade guttut und dein Körper es einfordert. Aktiviere ihn, indem du deine Arme nach oben ausstreckst und den ganzen Körper anspannst. Halte diese Spannung für einige Sekunden, und lasse dann los. Setze dich in deinem Tempo auf, und spüre noch einen Moment nach, bevor du die Augen öffnest und in deinen Alltag zurückkehrst.«

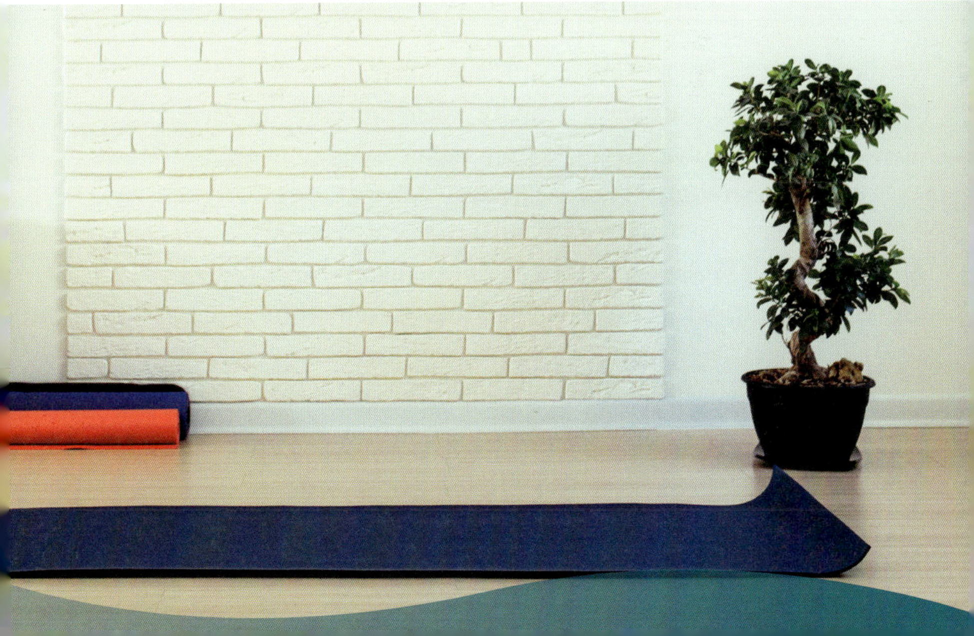

Und hier noch ein paar Hinweise:

- Es ist wichtig, dass du langsam liest und die einzelnen Wörter genau aussprichst.

- Mache Pausen zwischen den Sätzen. Längere Pausen sind mit Absätzen oder mit den Zeichen »…« gekennzeichnet.

- Wörter, die besonders betont werden dürfen, sind kursiv geschrieben.

- Oft ist es hilfreich, wenn sanfte Musik im Hintergrund spielt, aber entscheide für dich, wie du dich in der Zeit der Entspannung am wohlsten fühlst.

- Es ist wichtig, dass du dein Handy oder Telefon bei jeder Meditation ausstellst. Denn im Alltag sind es oft die Kleinigkeiten, die uns aus der Konzentration bringen und das, was wir gerade tun, hinauszögern.

- Die Einführung und die Rückkehr sind bei jedem Text am Anfang und am Ende und haben im Gegensatz zum Hauptteil der Meditationen eine schwarze Schrift, damit du weißt, an welchen Stellen du die längeren Varianten (siehe Seite 8 und 9) einfügen kannst, wenn du möchtest.

Die MEDITATIONEN und FANTASIEREISEN

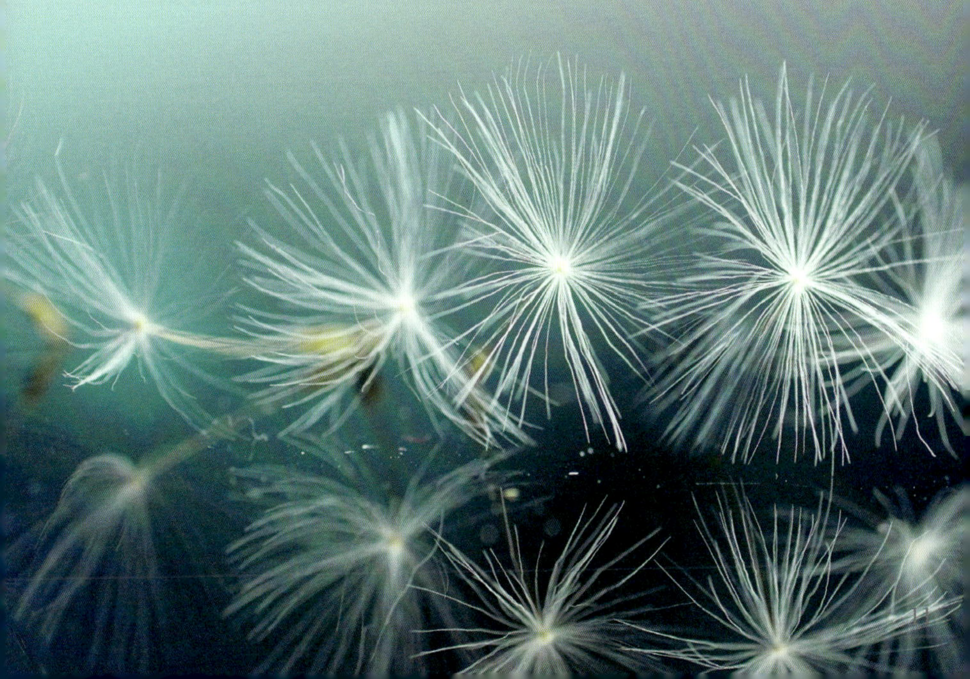

Die Melodie deines Herzens

Diese Meditation ist eine Variation der buddhistischen Metta-Meditation. Mit ihr kannst du üben, anderen und dir selbst Liebe zu schenken und sie und dich so anzunehmen, wie ihr seid. Auf diese Weise verbindest du dich mit anderen von Herz zu Herz – denn das Herz liebt bedingungslos, auch wenn du das vielleicht nicht immer bewusst spürst.

Mache es dir an einem ruhigen Ort bequem, an dem du für die nächsten Minuten nicht gestört werden kannst. Entscheide dich ganz bewusst dafür, diese Zeit nur mit dir zu verbringen, sie dir zu schenken …
Atme tief ein und aus, und spüre, wie der Atem in deinen Brustkorb strömt, in deinen Bauch, und dich füllt und nährt. Lasse mit jedem Ausatmen immer mehr los von der Anspannung des Tages, der Woche, des Lebens selbst. Entscheide dich, dich diesem Moment hinzugeben, in dem alles da ist, was du brauchst … einfach so …

Wenn du möchtest, lege deine Hände auf deinen Brustkorb über dein Herz. Spüre, wie dein Herz unter deinen Händen schlägt. Und vielleicht hörst du sogar einen inneren Ton, wenn du deine Augen schließt und aufmerksam in dich hineinlauschst. Dieser Ton wird lauter, und du folgst ihm, wäh-

rend er sich nach und nach zu deiner ganz eigenen Melodie entfaltet. Du steigst Stufe für Stufe hinunter in deine innere Herzenswelt … Ganz bewusst und achtsam gehst du immer tiefer … Und du kommst an dem Ort der Liebe an – deinem inneren Herzensraum. Spüre, wie du dich dort fühlst. Sieh, was dort alles ist … höre, wie es dort klingt …
Du bist erstaunt, weil du fast vergessen hast, wie schön dieser Ort ist … so lange warst du nicht hier … Dein Herzensraum ist vollkommen und wunderschön.

Du stehst in einem Garten, der einfach perfekt angelegt ist, hier hat jede Blume ihren Platz, jeder Baum hat Raum, um sich zu entfalten. Es ist angenehm warm, ein leichter Wind weht, reine und frische Luft fließt in deine Lungen.
Du siehst Vögel munter durch die Luft fliegen, ihr Zwitschern klingt in deinen Ohren. Jeder Vogel hat seine ganz eigene Melodie, und genau das fasziniert dich. Du hast den Eindruck, dass die einzelnen Melodien sich wie ein aufeinander abgestimmtes Orchester zusammenfügen. Jeder musiziert auf seine Art und doch auch mit allen anderen zusammen. Der ganze Garten ist erfüllt von diesen Klängen. Es berührt dich, wie harmonisch alles wirkt. Spürst du auch ein wenig Wehmut, weil du dich solchen Harmonien so selten hingibst?
In dir entsteht der Wunsch, etwas von diesem Gefühl, von diesen besonderen Melodien zu teilen.

Vor deinem inneren Auge erscheint ein Mensch, den du sehr liebst. Er steht in deinem inneren Herzensraum und lauscht mit dir diesen Melodien. Ein Vogel scheint seine Stimme diesem Menschen zu widmen. Er singt: »Möge es dir gut gehen!

Mögest du glücklich sein! Mögest du von Liebe erfüllt sein!« Spüre bewusst, wie es dich berührt, diese liebevollen Worte mit dieser Person an deiner Seite zu teilen … Und dann verabschiedest du dich von diesem geliebten Menschen.
Eine weitere Person erscheint vor deinem inneren Auge. Es ist jemand, mit dem du früher viel zusammen warst, mit dem du jedoch schon lange keinen Kontakt mehr hattest. Auch für diesen Menschen erklingt eine ganz individuelle Melodie aus deinem Herzensraum mit den Worten: »Möge es dir gut gehen! Mögest du glücklich sein! Mögest du von Liebe erfüllt sein!«
Nach einer kleinen Weile verabschiedest du dich mit liebevollen Gedanken von dieser Person, und es erscheint ein Mensch vor deinem inneren Auge, der regelmäßig für dich da ist, jemand, der dir immer wieder hilft … Und auch für ihn singt ein besonderer Vogel aus deinem inneren Herzensorchester: »Möge es dir gut gehen! Mögest du glücklich sein! Mögest du von Liebe erfüllt sein!« Spüre nach …

Dann landet ein kleiner Vogel vor dir auf dem Boden. Er streckt dir sein freundliches und zartes Köpfchen entgegen und schaut dir direkt in die Augen. In diesem Moment erinnerst du dich an einen Menschen, den du nicht kennst, der dir aber heute oder in den letzten Tagen auf der Straße begegnet ist und mit dem du für einen Moment Blickkontakt hattest. Und auch für diesen Menschen erklingt in dir eine einmalige Melodie: »Möge es dir gut gehen! Mögest du glücklich sein! Mögest du von Liebe erfüllt sein!« Danach verabschiedest du dich auch von diesem Menschen.

Die Klänge deines inneren Herzensorchesters geleiten dich in Gedanken zu einer weiteren Person aus deinem Leben. Es ist jemand, den du nicht besonders magst, für den du sogar Gefühle der Abneigung hegst … Und vielleicht spürst du diese Ablehnung und alle negativen Gefühle jetzt, da diese Person vor deinem inneren Auge erscheint, besonders intensiv. Du erlaubst dir diese Gefühle, vielleicht sogar zum ersten Mal bewusst … Und doch hörst du eine Melodie aus deinem inneren Herzensraum immer lauter erklingen, die nur für diesen Menschen bestimmt ist: »Möge es dir gut gehen! Mögest du glücklich sein! Mögest du von Liebe erfüllt sein!«
Spüre nach … Was fühlst du jetzt?

Und dann lässt du dich wieder ganz auf die Melodien deines Herzensraumes ein. Immer lieblicher scheinen sie zu klingen, als ob sie noch harmonischer und vollkommener geworden sind, wie eine Sinfonie. Und plötzlich wird dir klar, dass nun alle Vögel nur für dich singen: »Möge es dir gut gehen! Mögest du glücklich sein! Mögest du von Liebe erfüllt sein!«

Nach einer Weile blickst du dich ein letztes Mal für heute um. Du siehst vor deinem inneren Auge, mit welcher Liebe dein Herzensraum gefüllt ist. An diesem Ort hast du die Melodie deines Herzens – und damit deine Liebe – verschenkt.

Verabschiede dich, und gehe langsam zurück auf dem Weg, auf dem du hergekommen bist. Komme in deinem Tempo wieder im Hier und Jetzt an. Nimm ein paar tiefe Atemzüge, und fühle deinen Körper. Bleibe noch eine Weile ruhig liegen, und spüre nach …

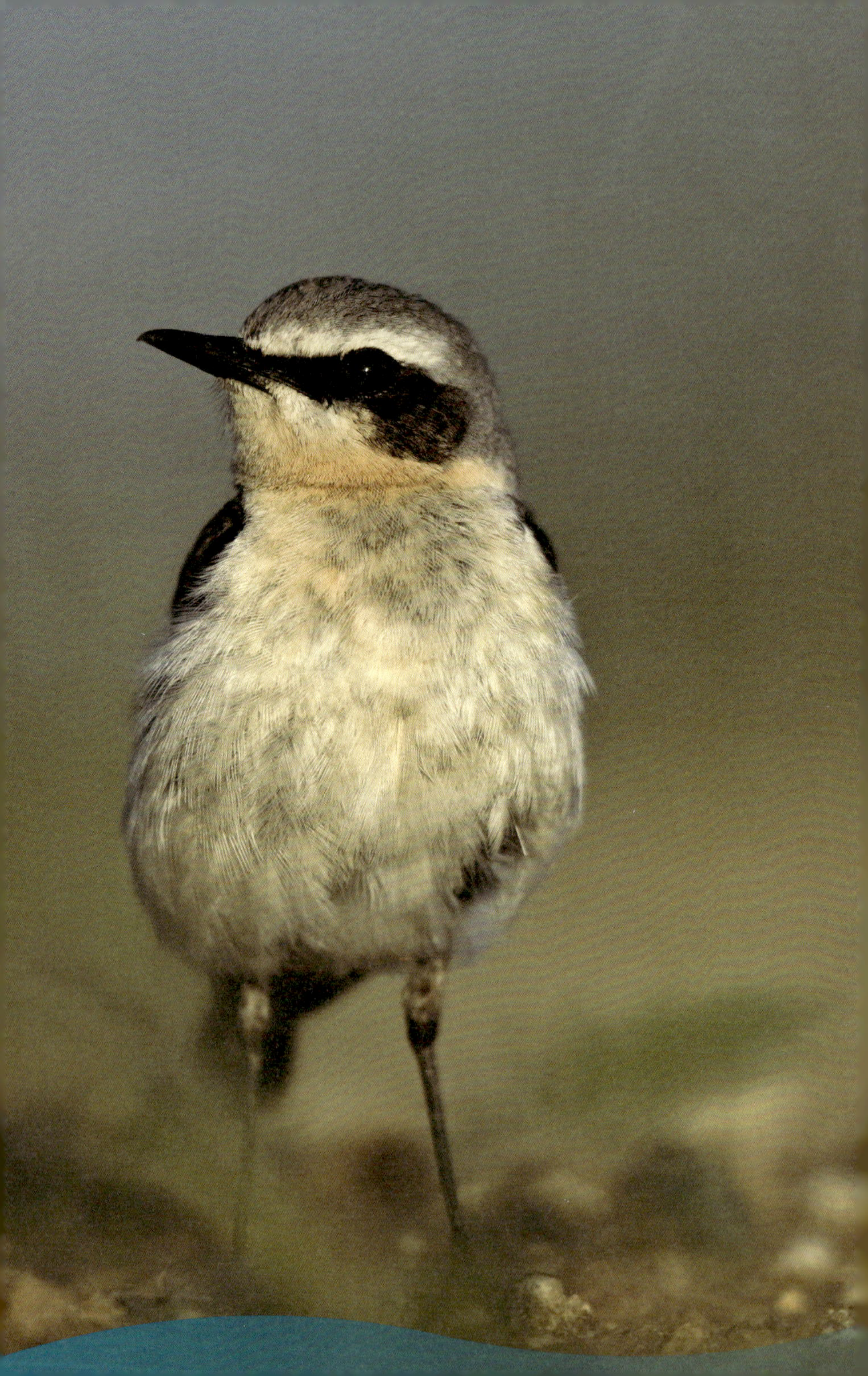

Hintergrund und Wirkung

Das Wort *Metta* bezeichnet eine Geisteshaltung, die in der christlichen Kultur mit Nächstenliebe übersetzt werden könnte. Hierbei übt man eine zugewandte und wohlwollende Haltung gegenüber allen Menschen und fühlenden Wesen, Sanftheit und Freundlichkeit. Alle Lebewesen werden mit dem Wunsch bedacht, glücklich und frei von Leid zu sein.
Wer diese Geisteshaltung übt, erfährt ihre heilende Wirkung unmittelbar bei sich selbst. Wir können sie als Quelle für inneren Frieden und Freude ansehen.
Auch in den alten indischen Schriften steht geschrieben, dass unsere wahre Natur unendliche Liebe und Glückseligkeit ist. Wir erfahren sie in der Regel als große Freude, wenn wir zum Beispiel verliebt oder sehr glücklich sind. Und die Anlässe, die uns so glücklich sein lassen, sind im Grunde nur Erinnerungen, ein Widerschein der Liebe, die wir in Wahrheit sind. Unser ganzes Leben fordert uns auf, diese Liebe zu suchen und uns selbst als unendliche Freude und Glückseligkeit zu erfahren.

Das Herz gilt als Symbol für die Liebe. Und das Herz liebt, wenn wir ganz ehrlich sind, immer bedingungslos. Es ist voller Liebe, die ohne Erwartungen und auch nicht an die Erfüllung bestimmter Wünsche geknüpft ist, obwohl wir das oft glauben. Doch manchmal spüren wir diese Herzensliebe nicht. Wir fühlen Ablehnung gegenüber anderen Menschen oder Situationen, die sich nicht so entwickelt haben, wie wir uns das wünschten. Und die erste Reaktion ist, dass wir diese Menschen und am liebsten auch die Situationen ablehnen bzw. verändern wollen. An den Erfolg dieser Veränderungen knüpfen wir unser Gefühl von Glück.

Und daran scheitern wir in der Regel und werden selbst unglücklich und lieblos, weil sich andere Menschen und Situationen nicht einfach so ändern lassen.
So werden wir wieder auf uns selbst zurückgeworfen. Wir werden aufgefordert, an uns selbst zu arbeiten, uns die Themen anzuschauen, die unserem Glück, dem Gefühl von bedingungsloser Liebe, im Weg stehen. Dafür sind sehr viel Selbstliebe und die Bereitschaft nötig, sich selbst so anzunehmen und zu zeigen, wie man ist. Das ist ein Prozess und funktioniert nicht von heute auf morgen, weil es uns häufig schwerfällt, uns selbst vollkommen anzunehmen und zu lieben.
Diese Selbstliebe ist die Bedingung dafür, dass wir auch anderen bedingungslose Liebe schenken können. Dass wir sie sein lassen können, wie sie sind, mit allem, was diese Menschen ausmacht. Und erst dann können wir erkennen, dass wir durch das, was wir gemeinsam haben, verbunden sind: durch jenen Funken in unserem Herzen, den wir als bedingungslose Liebe wahrnehmen können, als unendliche Freude und Glückseligkeit. Nur mit dieser Erkenntnis können wir wirklich Mitgefühl, Güte und Nächstenliebe leben. Weil wir trotz aller (irdischen) Unterschiede auf dieser Ebene alle gleich sind – eins sind.

In Dankbarkeit loslassen

Lerne, deine Erwartungen an dich und andere loszulassen und stattdessen das anzunehmen, was gerade ist. Dieses Einfach-nur-Sein lässt dich eine tiefe Dankbarkeit fühlen für das, was du hast und bist, ohne dass es an Bedingungen und Erwartungen geknüpft ist.

Schließe die Augen, und spüre, wie du einfach nur daliegst … In diesem »einfach« liegt schon so viel, obwohl du es oft kaum bemerkst. Du atmest ein, und die Atemluft hebt deine Bauchdecke, nur für einen Moment, und schon senkt sie sich wieder, und die verbrauchte Luft verlässt deinen Körper … einfach so … Sinke mit jedem Ausatmen tiefer und tiefer in die Entspannung.

Lasse los, nicht nur die verbrauchte Luft in deinen Lungen, sondern alles, was dein Körpersystem verlassen will, weil es nicht nötig ist, daran festzuhalten. Vielleicht möchtest du dir die Frage stellen, was du noch festhältst und was davon eigentlich gehen möchte … Vielleicht sind es materielle Dinge, die du dir wünschst und von denen du glaubst, dass sie dich glücklicher machen … oder es sind Menschen, von denen du etwas erwartest, was sie dir bisher nicht gegeben haben … Und diese Erwartungen hast du bisher gar nicht hinterfragt, aber jetzt drängt es sich dir auf, sie einmal anzuschauen …

Du spürst, wie es dich gedanklich zu diesen Menschen hinzieht, von denen du bisher immer etwas Bestimmtes erwartet hast. Du bemerkst, wie vertraut dir diese Erwartungen geworden sind, weil du sie bisher für richtig gehalten hast. Du hast diese Wünsche nie hinterfragt.
Vielleicht begegnen dir auch Erwartungen, die du immer wieder an dich selbst richtest. Was auch immer sich jetzt in dir zeigt, du spürst auch, wie schwer sich manche Erwartungen, die du an dich oder andere gerichtet hast, anfühlen. Und so stellst du dir vor, dass du diese Erwartungen, wie auch immer sie aussehen, für einen Moment loslassen kannst, jetzt, mit dem nächsten Ausatmen … Vielleicht brauchst du noch einen oder zwei weitere ganz bewusste Atemzüge … und in dieses Ausatmen gibst du das hinein, was du bisher festgehalten hast und jetzt loslässt. Einfach so …

Spüre die darauf folgende Leere, dieses »Einfach-nur-sein-Gefühl« … Es ist vielleicht ungewohnt, vielleicht auch schmerzhaft, aber dieser Schmerz darf sein, auch er verlässt dich irgendwann …
Und nach und nach spürst du, wie sich diese stille und einfache Leere immer vertrauter anfühlt und du dich in ihr immer vollständiger fühlst. Fast unbemerkt hat sie sich mit etwas gefüllt, was du kaum aussprechen kannst, so rein und fast heilig fühlt es sich an.

Du fühlst dich geliebt in diesem Einfach-nur-Sein. Und du liebst – alles, was dieser Moment gerade beinhaltet. Nichts muss dazukommen, alles ist da, und mit jedem Atemzug füllst du dich mit Liebe. Sie dehnt sich aus, auch über deine Körper-

grenzen hinweg, und du spürst, dass du einfach nur dankbar bist … Dankbar, dass dein Körper dich hierhergetragen hat und jeden Tag trägt, wo auch immer du hinwillst. Dankbar, dass du fühlen kannst, und zwar alle Gefühle, die dein Sein ausmachen, ganz gleich, welche Farben diese Gefühle haben. Dankbar, dass du dich in jedem Moment entscheiden kannst, das anzunehmen, was jetzt gerade ist.
Spüre, wo genau in deinem Körper du am stärksten diese tiefe Dankbarkeit, diese Liebe zu dem, was ist, spürst. Vielleicht ist es in deinem Herzzentrum. Gehe ganz bewusst zu diesem Ort, wo alles entsteht, und lasse dich in die Dankbarkeit und Liebe hineinsinken. Verweile dort für einige Minuten …

Dann komme langsam wieder zurück in diesen Raum, in diesen Moment, und öffne deine Augen.

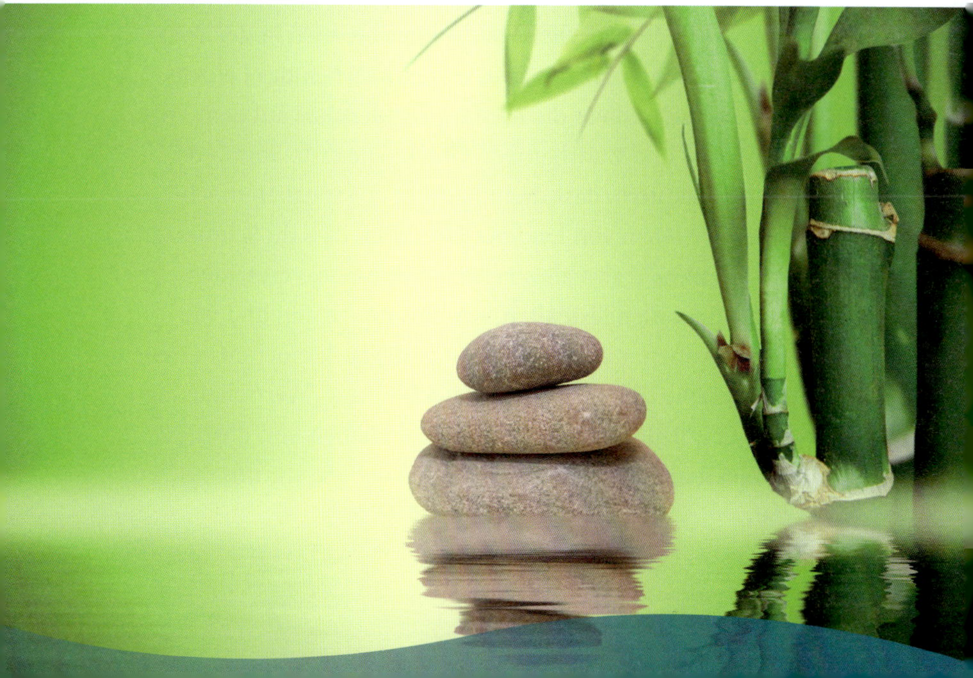

Hintergrund und Wirkung

In dieser Meditation werden zwei Begriffe, nämlich »Dankbarkeit« und »Loslassen«, kombiniert und in Zusammenhang gebracht, die wir in unserem Alltag eher ausschließen würden: Denn dankbar sind wir grundsätzlich dann, wenn unsere Wünsche erfüllt werden, wenn wir bekommen, was wir wollen, wenn wir uns gut fühlen, gesund und erfolgreich sind, schön aussehen und Komplimente erhalten, unsere selbst gesteckten Ziele erreichen, unsere Lebenspläne genau nach Plan funktionieren, wir viel Geld haben und Karriere machen, ein Haus und eine Familie haben, die Kinder gut erzogen sind und sich immer so verhalten, wie wir das möchten … Dankbar dafür zu sein, etwas loszulassen, können wir uns dagegen weniger vorstellen, weil wir Loslassen eher mit Verlust assoziieren. Wie ist es bei dir? Kommt dir das bekannt vor?

Sowohl in der buddhistischen Psychologie als auch in der Yoga-Philosophie spricht man von zwei Hauptursachen des Leidens. Im Yoga nennt man diese die *Kleshas*, Hindernisse auf dem Weg zum wirklichen und wahrhaftigen Glück: Die erste Form von Leid entsteht dadurch, dass du unbedingt etwas haben möchtest. Die zweite Form von Leid besteht darin, dass du Schmerz, Unglück, Krankheit, also alles negativ Bewertete, vermeiden möchtest. Wir wollen festhalten, was uns gut gefällt, und wir wollen nicht haben, was wir nicht mögen. Das können materielle und immaterielle Dinge sein, wie Anerkennung, Wertschätzung oder auch Erwartungen, die wir an andere haben und die diese erfüllen müssen, indem sie sich so verhalten, wie wir uns das vorstellen.

Und genau das führt zu Leid, denn in der Regel werden wir immer wieder ent*täuscht,* also einer Täuschung enthoben. Wir täuschen uns selbst so lange, bis wir in der Lage sind, uns mit unseren Vorstellungen von dieser Welt auseinanderzusetzen und die Verantwortung für diese Weltsicht zu übernehmen. Und das funktioniert nur mit Loslassen. So entsteht Frieden und in der Folge tiefe Dankbarkeit.

Die Farben der Chakras

Die Chakras sind die feinstofflichen Energiezentren in unserem Körper. In der folgenden Fantasiereise lernst du sie und ihre Eigenschaften kennen und erfährst, für welche Themen sie im Einzelnen stehen.

Lege dich bequem auf eine Unterlage, schließe deine Augen, und schaffe Raum für deinen Körper. Lege deine Beine ungefähr hüftbreit auseinander, schiebe deine Fersen ganz weit hinaus, und lasse deine Füße links und rechts zur Seite fallen. Lege deine Arme mit Abstand zum Körper auf den Boden, die Handflächen zeigen nach oben. Atme tief ein und aus, und beobachte deinen Atem, wie er ein- und ausströmt …

Bemerke beim Ausatmen, wie du immer mehr Anspannung loslassen kannst und dabei immer leichter wirst. Es fühlt sich fast an, als ob du eine Feder wärst, die ganz leicht in der Luft schwebt, oder die Samen einer Pusteblume, die vom Wind getragen werden.
In diesem leichten, schwebenden Zustand kommst du in Gedanken auf eine wunderschöne, bunte Blumenwiese. Die Sonne scheint angenehm warm auf deine Haut, und in der Luft schwingen die Töne der zwitschernden Vögel und das Summen der Bienen. Du spürst das Gras unter deinen Füßen,

es streichelt dich ganz sanft … Du spürst die Erde, sie gibt dir Kraft, als ob du selbst das Gras wärst oder eine Blume, die auf ihr wächst …

Du fühlst, wie Wurzeln aus deinen Füßen in die Erde wachsen, und du hast das Gefühl, selbst eine Blume zu sein, eine Blume mit einer großen, runden Blüte in einem kräftigen Rot. Du bist fest verankert in Mutter Erde …
Mit diesem Gefühl des Verwurzelt-Seins gehst du weiter und spürst eine Fröhlichkeit in dir aufsteigen, die dich beschwingt voranschreiten lässt.
Während du so leichtfüßig dahinwanderst, fällt dein Blick auf eine Blume, die dich in einem kräftig leuchtenden Orange anstrahlt. Sie zieht dich in ihren Bann, du kannst gar nicht mehr wegschauen. Es ist, als würdest du dich in diesem Orange entdecken, deine Freude, deine Kreativität, deine Gefühle, deine Lebendigkeit, deine Lebenslust … und du erstrahlst selbst in diesem Orange …

Mit diesem Strahlen gehst du weiter … Auf deinem ganz eigenen Weg stehst du plötzlich in einem Feld voller gelber Sonnenblumen, die dich machtvoll und in ihrer vollen Größe anstrahlen, ja, sie zeigen ihre ganze Persönlichkeit, ihren Willen, ihre Identität, ihre Unabhängigkeit, das, was sie ausmacht. Sie richten sich nach der Sonne aus, und sie lassen dich in dieses Gelb eintauchen … so fühlst du dich selbst voller Lebensenergie und Tatkraft … du fühlst dich wertvoll … Und auch dieses Gelb nimmst du mit und trittst aus dem Sonnenblumenfeld hinaus.

Du richtest dich in deiner ganz eigenen Größe auf und findest dich auf einer Lichtung im Wald wieder. Alles ist jetzt in ein sattes, tiefes Grün getaucht, ganz gleich, wohin du dich wendest … Du badest in diesem wertvollen Grün, tankst dich mit ihm auf, und es ist, als würdest du in Liebe zu dir selbst getaucht werden. Du badest im Wald, im grünen Blätterwald, in dir. Ein Gefühl von Frieden steigt in dir auf, du fühlst die Unsterblichkeit deiner Seele und bist im Einklang mit dir und allem, was ist. Du schwingst in deinem inneren Wesen … Liebe fließt aus deinem Herzen in deinen ganzen Körper …
Und dann schaust du nach oben, ganz langsam und bewusst, und in einer Lücke zwischen den Baumkronen blickst du in einen blauen, wolkenlosen Frühlingshimmel. Das helle Blau umhüllt dich, und am liebsten möchtest du dich und deine Wahrheit jetzt sofort nach außen bringen, sie ausdrücken, mit Worten oder in einem Lied, durch deinen ganz persönlichen Klang … deine Melodie … Hörst du sie?
Dann wird das Blau langsam dunkler, und verwandelt sich in das Dunkelblau des Abendhimmels. Du kannst den Blick gar nicht mehr davon lösen, es strömt von allen Seiten in dich hinein. Du bekommst Zugang zu deiner Intuition, zu einem ursprünglichen Wissen, das dir trotz seiner Tiefe doch sehr vertraut vorkommt. Du erkennst dich selbst … Du erkennst, was wahr ist … Dankbarkeit durchströmt dich, und du spürst das Bedürfnis, dich eine Weile hinzulegen, wofür du dir gleich ein besonders schönes Plätzchen aussuchen möchtest. Du bemerkst, dass dich deine Schritte dafür wieder auf die Blumenwiese geführt haben. Sie hat sich ein wenig verändert, denn sie ist jetzt voller violetter Blumen … Ein Meer von Lila strahlt dich an, und genau hier möchtest du dich hinlegen, ja, ganz

eintauchen in das Meer der Erkenntnis … und du fühlst dich wunderbar und lässt dich in das ewige kosmische Bewusstsein hineinsinken … in den unendlichen Raum des Göttlichen …

Nun wird dir bewusst, dass du alle Farben, alle Aspekte der genannten Energien in dir vereint hast: dein Verwurzelt-Sein auf dieser Erde, deine Lebenslust und deine Gefühle, die Liebe zu dir selbst und zum Leben, die Kraft deines Ausdrucks, deine Intuition und die Anbindung an etwas Höheres, an die Schöpfung, oder wie du es nennen möchtest …

Komme jetzt langsam wieder zurück. Bewege deine Finger, deine Zehen, und lasse nach und nach die Bewegungen größer werden … Du verabschiedest dich von deiner bunten Blumenwiese, in dem Wissen, dass du jederzeit zu ihr zurückkehren kannst, weil sie in dir ist. Werde dir jetzt wieder dieser Zeit bewusst, dieses Raumes, deines Körpers, und bewege dich so, wie es dir guttut. Öffne deine Augen, komme langsam aber bewusst wieder in den aufrechten Sitz, und spüre nach …

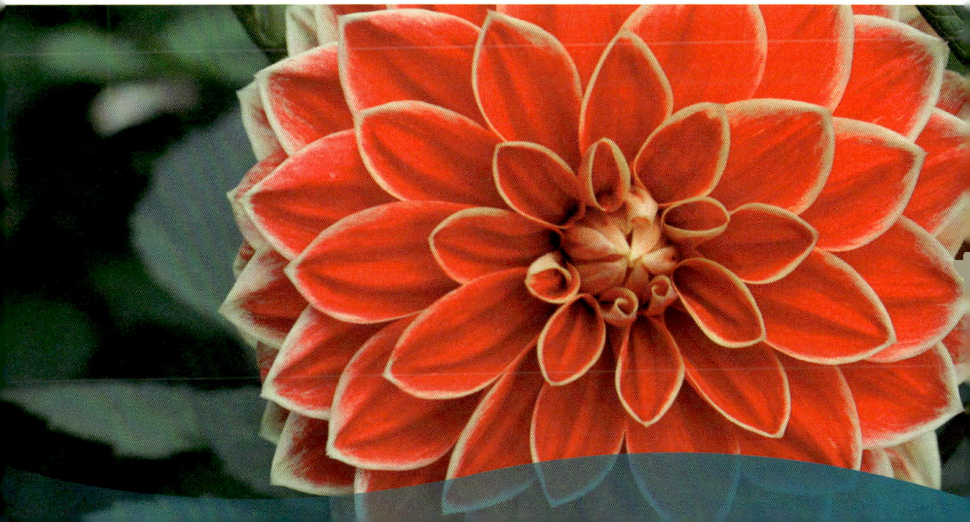

Hintergrund und Wirkung

In dieser inneren Reise geht es um unterschiedliche Energiequalitäten oder auch Aspekte unseres Menschseins. Heil oder vollständig fühlen wir uns dann, wenn wir alle Aspekte unserer selbst kennen und anerkennen – wenn wir sie leben. Dazu gehören unter anderem Vertrauen in das Leben und die eigene Kraft, aber auch die Liebe zu sich selbst und zu anderen sowie das Hören auf die eigene Intuition. In diesem Zusammenhang wird oft von den Chakras gesprochen, den Energiezentren im Körper – genauer gesagt im feinstofflichen Körper. Seine Struktur setzt sich aus der Aura und den Chakras zusammen. Von ihnen handelt diese Fantasiereise.

Chakra bedeutet »Rad« oder »Energiewirbel«. Die Chakras liegen an der Wirbelsäule, und in ihnen ist unsere Energie gebündelt. Sie transportieren Energien und Informationen in den Körper hinein und aus ihm heraus und versorgen die Meridiane – die Kanäle für die Lebensenergie – und Organe mit Energie. Wir können sagen, dass die Chakras unsere Festplatten sind mit den Informationen, die uns zu dem machen, was wir sind. Sie enthalten sämtliche Erfahrungen und alle vergangenen und gegenwärtigen Informationen über uns. Jedes Chakra besteht aus einer sich nach außen und einer sich nach innen drehenden Spirale. Sie stellen die energetische Verbindung zwischen dem Körper (Materie) und der Aura (Energie) her. Während die Energie der Aura eher flächig verteilt ist, ist die der Chakras sehr kraftvoll und gebündelt.
In dieser Fantasiereise ging es um die sieben Haupt- bzw. Körperchakras, aber natürlich gibt es noch mehr.

Energetisch gesehen sind wir durch unsere Hauptchakras eine Verbindung zwischen Himmel und Erde: Das unterste Chakra, das Wurzelchakra, verbindet uns mit der Erde. Das Sakralchakra und das Nabelchakra – auch Sonnengeflecht genannt – sind für das Gefühlsleben zuständig. Zusammen mit dem Wurzelchakra stehen sie für das irdische Leben. Das Herzchakra, das vierte Chakra, liegt in der Mitte des Körpers und verbindet den Verstand (die oberen Chakras) mit den Gefühlen (den unteren Chakras). Erst in dieser Verbindung können Herzensentscheidungen getroffen werden. Auf Höhe des Kehlkopfes liegt das fünfte Chakra, das Kehlkopfchakra, diesem wird der Bereich der Kommunikation zugeordnet. Auf Stirnhöhe liegt das Dritte Auge, das sechste Chakra, das für Wahrnehmung und Intuition steht. Das oberste Chakra ist das Kronenchakra, das uns mit dem Kosmos verbindet.

Jedem Chakra sind bestimmte psychische Funktionen und Themen zugeordnet, an denen wir uns orientieren können, wenn es darum geht, zu prüfen, ob unsere Chakras geöffnet sind und die Energie frei fließen kann. Wenn wir bestimmte Themen nicht bearbeitet haben und/oder sie verdrängen, kann das betreffende Chakra blockiert werden, sodass die Energie nicht mehr ungehindert fließen kann. Wir erkennen das an spezifischen physischen oder psychischen Beschwerden. Sich mit dem Thema zu beschäftigen, kann uns dabei helfen, das blockierte Chakra wieder zu öffnen. Die Meditation, »Eine Reise durch das Land deiner Gefühle« auf Seite 31, geht auf die Aspekte dieser zugeordneten Themen ein.

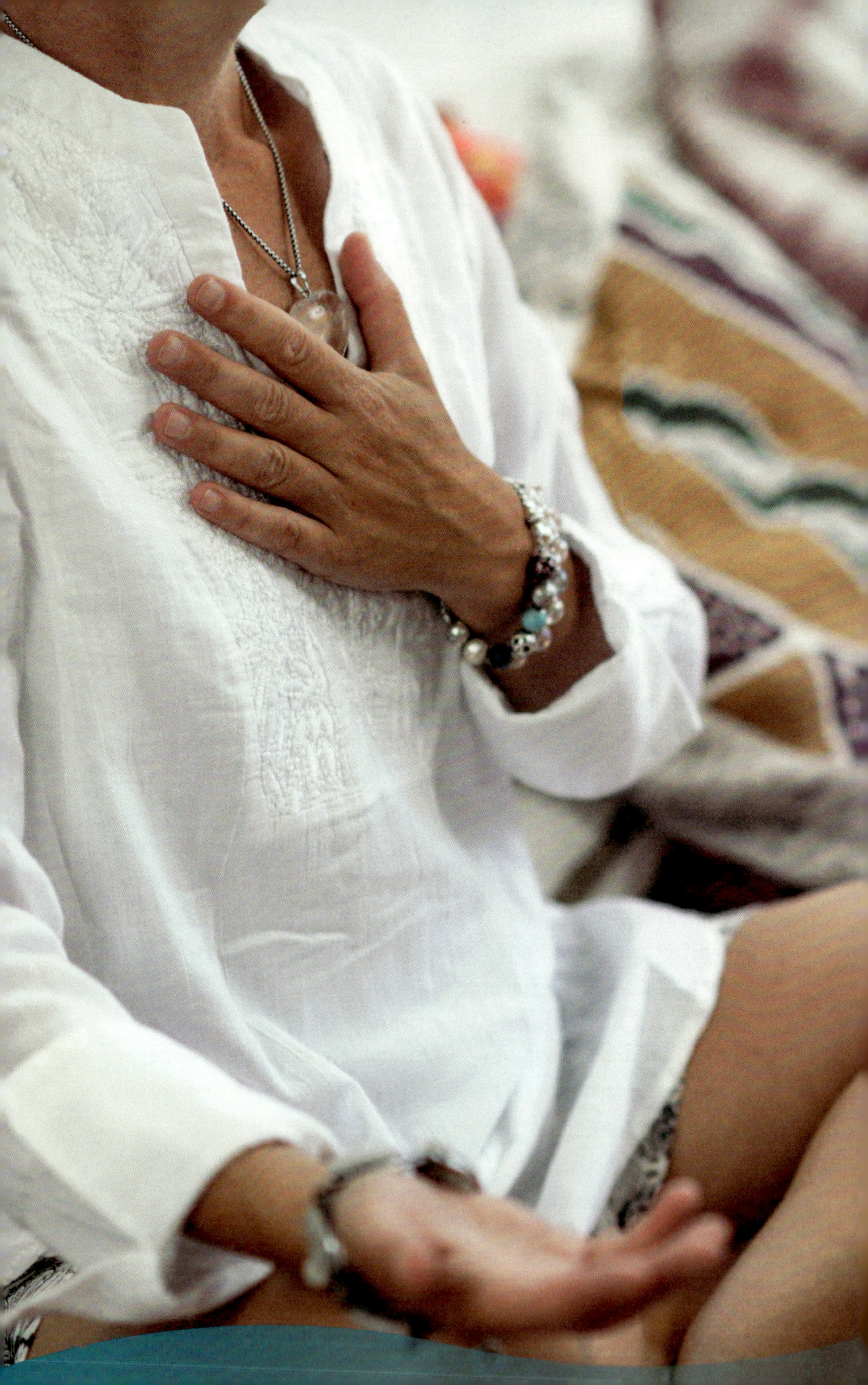

Eine Reise durch das Land deiner Gefühle

Diese Meditation geht detailliert auf die feinstofflichen Energiezentren des Menschen, die Chakras, und ihre zugeordneten Themen und Funktionen ein. Du lernst, durch welche Gedanken und Einstellungen die Chakras blockiert werden und wie du diese Blockaden wieder lösen kannst.

Richte dich liegend so ein, dass du ganz entspannt Raum für dich hast: Breite deine Arme aus, platziere sie ein Stückchen weiter weg als sonst, sodass du dir wirklich Platz nimmst – den Raum, den du haben kannst, wenn du ihn dir bewusst einforderst.
Nimm das zum Anlass, einmal zu prüfen, wie oft und wie selbstverständlich du dich für andere Menschen zurücknimmst, wenn diese Raum einfordern. Das muss nicht nur in Raummetern sein, sondern kann auch deine Zeit betreffen, die sie für sich beanspruchen. Oder du selbst bist still, wenn andere reden wollen, obwohl du auch etwas zu sagen hättest, ja sogar eine fundierte Meinung von dir zu hören wäre – wenn du diesen Raum für dich einfordern würdest.
Jetzt ist die Gelegenheit: Nimm dir jetzt deinen Raum, lege deine Beine weit auseinander, mindestens hüftbreit, und lasse

deine Füße ganz entspannt nach links und rechts zur Seite fallen. Atme bewusst und tief in deinen Bauch.

Lasse mit jeder Ausatmung alle Anspannung los, die du gerade spürst und die dich beschäftigt. Wenn du nicht sofort alles loslassen kannst, ist das auch in Ordnung. Setze dich nicht selbst unter Druck, nur weil du nicht so schnell – oder auch überhaupt noch nicht – loslassen und dich entspannen kannst. Heilung findet immer dann statt, wenn du annimmst, was ist, wenn du nichts verleugnest oder schönredest, sondern bewertungsfrei das sein lässt, was da ist. Das betrifft natürlich auch Gedanken, Geschichten und alle Gefühle, auch die von Ablehnung und Widerstand. Lasse alles da sein, was jetzt gerade in dir ist. Versuche dabei, zu vermeiden, mit einzelnen Gedanken oder Gefühlen mitzugehen, sondern sie nur zu beobachten, als ob du auf einem bequemen Platz im Kino sitzt und alles, was sich in dir regt, auf der Leinwand betrachten kannst.

Atme weiter tief in den Bauch ein und aus, und stelle dir vor, dass du von deiner Kopfkrone einatmest und den Atem bis nach unten zum Ende der Wirbelsäule ziehst und bei deiner Ausatmung von unten nach oben zurück atmest. Praktiziere diese Atmung mehrere Male ganz bewusst, oder auch während der gesamten Meditation.
Auch wenn du jetzt liegst, stelle dir einen Faden vor, der sich von unten, der Erde, durch dich hindurch bis nach oben weit in den Himmel hinaufzieht und dich so zu einer Verbindung zwischen Himmel und Erde werden lässt. Gehe ganz hinein in dieses Bild, und spüre nach, wie verwurzelt und sicher du dich auf der Erde, in deinem Leben, fühlst …

Hast du deinen Platz, deinen Raum, gefunden, von dem aus du sagen kannst: »Hier bin ich genau richtig, und hier stehe ich fest und stabil«? Oder gibt es in dir Ängste und Unsicherheiten, die dich nicht fest und sicher stehen lassen? Wie viel Vertrauen – Ur-Vertrauen – hast du *dennoch,* dass alles so richtig ist, wie es ist?
Spüre auch hier nach, und versuche, alles ohne Bewertung anzunehmen, was sich jetzt in dir zeigt. Wenn es innerlich etwas zu notieren gibt, dann schreibe dir in Gedanken ein Stichwort dazu auf. Auf diese Weise fällt es dir später leichter, dich daran zu erinnern.

Konzentriere dich bewusst auf deine Atmung entlang der Wirbelsäule, und richte deine Aufmerksamkeit auf deinen unteren Bauch, dort, wo deine ureigenen Gefühle zu Hause sind. Du kannst sie auch Instinkte nennen, sie sind ganz ursprünglich. Fühle nach, wie viel Freude, Lust, Kreativität und Fröhlichkeit ganz frei aus dir heraus gelebt werden, und auch, wie viel Schamgefühl oder Gefühle von Schuld darüberliegen, weil du einmal Sätze gehört hast wie: »Das Leben ist nicht zum Spaß und erst recht nicht zum Genießen da.«
Spüre einfach nach … urteile nicht … alles darf sein … Schreibe innerlich auf, was du dir merken möchtest.

So wanderst du während deiner Atmung entlang der Wirbelsäule weiter zur Gegend deines Bauchnabels und zu der Frage nach deiner Willenskraft, vielleicht sogar nach deiner Fähigkeit zu gesundem Egoismus. Wie gut bist du in der Lage, deinen Weg zu gehen, unabhängig davon, was andere dir sagen oder raten? Wie gut kannst du deinen eigenen Willen spüren, dich durchsetzen, deine Persönlichkeit zeigen, deine Gefühle leben und dich in deinen Handlungen ausdrücken? Hast du auch hier einen Filter eingesetzt, der aus Schuldgefühlen besteht und dich nur mit angezogener Handbremse durch dein Leben fahren lässt? Vielleicht hast du dich irgendwann schuldig gefühlt, als du dich in deiner vollen Größe gezeigt hast, und die Entscheidung getroffen, dich so stark nicht mehr zu präsentieren? Aber welchen Preis hatte diese Entscheidung für dich? Atme in die Gefühle, die sich jetzt in dir zeigen, und schaue dir ohne Bewertung deine inneren Bilder an. Schenke allem Beachtung, was jetzt gefühlt werden möchte.

Atme weiter deine Wirbelsäule entlang hinunter und hinauf. Hast du schon häufiger ein Ziehen in deiner Brust gespürt, weil du deine Gefühle nicht ganz frei fließen lassen oder leben konntest? Diese Gefühle dürfen sein. Drücke sie nicht weg. Lerne, sie zu lieben, sie ganz anzunehmen, wie ein Kind, das du auf den Schoß nimmst, um es zu trösten. In solchen Momenten fragst du nicht, ob es berechtigt ist oder nicht, dass das Kind weint, sondern tröstest es, bis es sich beruhigt. Du gibst ihm deine ganze Liebe – deine Herzensliebe. Und jetzt stelle dir vor, du bist dieses Kind, das du auf dem Schoß hältst. Wie fühlt *es* sich? Wie fühlst *du* dich? Kannst du es ganz annehmen und bedingungslos lieben? Achte auf alle Gefühle, die in dir aufsteigen, und versuche, sie intensiv wahrzunehmen. Lasse sie einfach da sein. Fühlst du zum Beispiel Traurigkeit? Dann erlaube dir, traurig zu sein … Denn nur wenn du auch traurig sein darfst und diese Empfindung in deiner Palette der Gefühle anerkennst, entwickelst du die Fähigkeit, tief zu lieben … Atme in deine Brust, erweitere deinen Brustbereich, und öffne dich für die Liebe zu dir selbst …

Atme weiter deine Wirbelsäule entlang. Vielleicht fühlt es sich an, als ob du sie durchspülst und alles reinigst, was gereinigt werden möchte. Richte deine Aufmerksamkeit auf den Bereich deines Halses, hier sitzt die Fähigkeit, *deine Wahrheit* rein und klar auszusprechen. Spüre, wie du auf diese Worte, die du gerade gehört hast, reagierst: »deine Wahrheit aussprechen«.
Wie gut schätzt du dich in dieser Fähigkeit ein? Und wie schnell greifst du zu einer Notlüge? Sagst du, dass es dir gut geht, eben weil man es so sagt, obwohl es gerade gar nicht stimmt? Und wie oft hast du schon jemandem gesagt, dass sein Outfit toll aussieht, obwohl du es gar nicht gut fandest? Welche Wahrheit drückt sich vielleicht in dir hoch und versucht, ans Licht zu kommen, aber du traust dich nicht, sie auszusprechen?
Spüre einfach nach …

Entscheide dich dazu, in der Zukunft mehr darauf zu achten und genau zu prüfen, ob das, was du sagst, auch das ist, was du denkst und fühlst.
Nimm dabei deine Intuition zur Hilfe, den Bereich, der deinem Dritten Auge zugeordnet wird, dem Punkt zwischen deinen Augenbrauen. Übe dich darin, dieser inneren Stimme zuzuhören, wenn du unsicher bist. Hier bekommst du *Visionen* übermittelt, die dich leiten, die dich führen können. Und oft ist es so, dass du etwas darübergelegt hast, weil dir früher jemand gesagt hat, dass es das alles gar nicht gibt. Und nach und nach hast du angefangen, an diese *Illusion* zu glauben, und hast dir abgewöhnt, dieser inneren Stimme wirklich zuzuhören und den Bildern zu folgen, die sie dir vermittelt.

Du hast verdrängt, dass diese innere Stimme oft – wenn nicht sogar immer – recht hat, weil sie dir den rechten Weg weist.

Atme weiter ein und aus, hinunter und hinauf, bis du mit deiner Aufmerksamkeit ganz oben bei der Kopfkrone landest. Hier sitzt dein Gottvertrauen oder das Vertrauen an eine höhere Kraft, wie auch immer du es nennen möchtest. Hier sitzt die Bereitschaft, sich ganz hinzugeben, ja fast zu verschmelzen in dem Wissen, geführt und beschützt zu sein, sich eins zu fühlen mit Gott und der Welt und wirkliche Glückseligkeit zu erfahren.

Wie ist es bei dir? Woran glaubst du? Kannst du dich einfach fallen lassen? Oder macht sich in diesen Momenten dein Ego größer und größer und schiebt dadurch einen Riegel vor? Dein Ego hat große Angst davor, weil Gottvertrauen ihm sozusagen die Lebensgrundlage entzieht. Wer unendliches Vertrauen hat in das, was in seinem Leben geschieht, auch wenn er das Gute noch nicht erkennen kann, der lässt sich nicht von den vielen inneren Ego-Stimmen beeinflussen.

Wie auch immer es bei dir ist, in diesem Moment willst du dich einfach nur dem hingeben, was du gerade fühlst. Und dabei sinkst du tiefer und tiefer in dein Gefühl der Hingabe hinein …
Vielleicht fühlst du dich glücklich, weil du sicher bist, dass du getragen wirst, dass du geführt wirst, unabhängig davon, woran du glaubst und wie weit du schon auf deinem Weg gegangen bist. Du spürst tiefes Glück …

Behalte dieses Gefühl, wenn du nach und nach wieder zurück kommst, hier in deinen Raum, in deine Zeit. Und was für dich nach wie vor wichtig ist, daran erinnerst du dich jetzt oder in der kommenden Zeit, da du es dir gedanklich notiert hast.

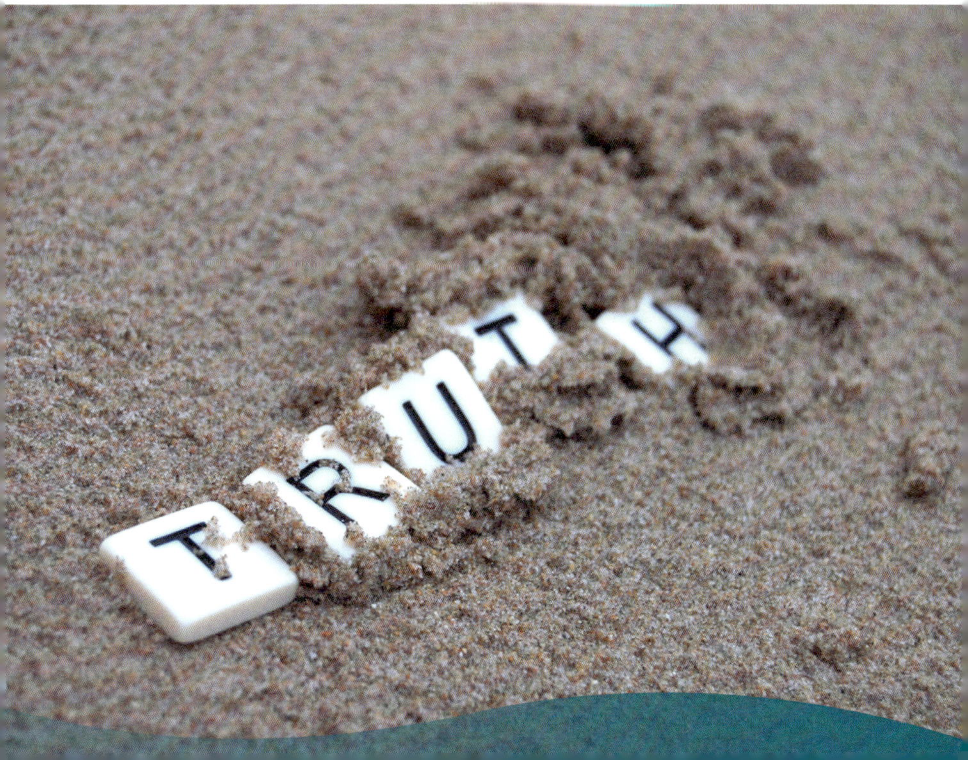

Hintergrund und Wirkung

Im Folgenden werden in kurzer Form die einzelnen Chakras aufgeführt mit ihrer psychischen Funktion bzw., wofür sie symbolisch stehen und vor allem, durch welche Energie sie blockiert werden können. Das Wort »Blockade« hört sich vielleicht erschreckend an, deswegen hier der Hinweis: Auch wenn ein Chakra blockiert ist, fließt immer noch Energie hindurch, nur weniger und viel langsamer. Das führt dazu, dass wir unsere Möglichkeiten, das Potenzial, das mit diesem Chakra assoziiert wird, nicht voll ausschöpfen können. Unser Ziel ist es dann, uns mit dem Thema der Blockade zu beschäftigen und sie so aufzulösen. Wir alle haben unsere Themen, haben zum Beispiel schon aufgrund von Verletzungen unser Herz verschlossen und Mauern um uns aufgebaut. Aber wir haben es immer selbst in der Hand, uns die Themen anzuschauen und Verantwortung für diese zu übernehmen. Und Verantwortung bedeutet, dass wir uns der Gefühle bewusst werden, die wir unterdrücken bzw. zu denen wir nicht vollständig Ja sagen und sie leben können. Beachte bitte, dass diese Informationen hier nur eine allgemeine Orientierung geben und dass sich persönliche Themen individuell auch ganz anders zeigen können.

Das Wurzelchakra (Sanskrit: *Muladhara*), das für Sicherheit, Erdung, Urvertrauen, Bodenständigkeit, Gleichgewicht, Stabilität und Bodenständigkeit steht, kann durch unterdrückte Angst blockiert werden.
Das Sakralchakra (Sanskrit: *Svadhisthana*), das mit Freude, Schöpferkraft, Fröhlichkeit, Sexualität, Begeisterungsfähigkeit,

Unschuld, Kreativität und Selbstvertrauen assoziiert wird, kann durch unterdrückte Schamgefühle blockiert werden.

Das Sonnengeflecht (Sanskrit: *Manipura*) steht unter anderem für Willenskraft, das Gefühl für Macht in uns selbst und in der Welt, Freiheit und Unabhängigkeit im Denken, Fühlen, Handeln und unsere persönliche Identität und kann durch unbewusste Schuldgefühle blockiert werden.

Das Herzchakra (Sanskrit: *Anahata*), das für Liebe, Eigenliebe, Mitgefühl, Hilfsbereitschaft, Güte, Herzensliebe und die Fähigkeit, Entscheidungen zu treffen, steht, kann durch unterdrückte Traurigkeit blockiert werden, was sich oft in Angst äußert.

Dem Kehlkopfchakra (Sanskrit: *Vishuddha*) wird das Thema »Kommunikation« zugeordnet, und es steht allgemein für den Ausdruck der eigenen Wahrheit sowie für die Fähigkeit, Ideen, die im Kopf entstehen, mit den Gefühlen, die vom Körper kommen, zu verbinden. Es kann durch Belügen blockiert werden, ganz gleich, ob sich selbst oder anderen gegenüber.

Das Stirnchakra (Sanskrit: *Ajna*), das für Wahrnehmung, Intuition, Bewusstheit, Ideen und Kreativität steht, kann durch den Glauben an Illusionen blockiert werden.

Das Kronenchakra (Sanskrit: *Sahasrara*), das für Gott-Vertrauen, Anbindung an die Geistige und höhere Welt, die kosmische universelle Energie und für die spirituelle Verbindung steht, kann blockiert werden durch die Anhaftung an das eigene Ego, also durch das Festhalten an allem Irdischen.

Schamlosigkeit

Lerne hier, veraltete und von anderen übernommene Glaubenssätze loszulassen, wenn sie deinem Inneren, deinem Instinkt widersprechen. Nimm Abstand davon, Schuldgefühle zu empfinden und etwas nur deshalb nicht zu tun, weil andere es als unerhört oder schamlos bezeichnen, und werde dir deiner eigenen Grenze von Scham bewusst.

Lege dich so hin, dass du dich völlig entspannen kannst: deinen irdischen Körper, deinen Mentalkörper und deinen Emotionalkörper. Lasse alle Rollen los, die du im Laufe des Tages eingenommen hast und die mit Erwartungen anderer zusammenhingen, alle belastenden Gefühle, die du noch nicht ganz verarbeitet hast, und alle muskulären Verspannungen, die die Folge von diesen mentalen und emotionalen Anspannungen sind.

Lasse dich mit jedem Ausatmen tiefer fallen, und genieße es, weicher zu werden, und auch ein wenig weiter, weil du dich auf deiner Unterlage ausbreitest. Und das darf sein!
Alles darf sein, auch wenn es vieles gibt, was du dir immer wieder verbietest. Verbietest, weil du gehört hast, dass »es sich nicht gehört, so etwas zu tun«. Weil du glaubst, so etwas »tut man nicht«. Weil du der Meinung bist, dass »erst die Arbeit, dann das Vergnügen« kommt. Weil du als Kind oft hören musstest: »Du solltest dich was schämen!«

Erinnerst du dich an solche Sätze? Kennst du diese oder ähnliche Reden, die zu Glaubenssätzen geworden sind, weil du sie unbewusst verinnerlicht hast?
Dann freue dich, weil du jetzt noch einmal genau prüfen kannst, ob sie wirklich wahr sind, wahr für dich selbst. Und du kannst feststellen, welche *Folgen* sie für dich hatten. Wozu hat es geführt, dass du an all diese Sätze geglaubt hast? In der Regel sind die Folgen, dass wir uns einschränken, nicht völlig unser *Leben* leben und nicht ausdrücken, wer wir wirklich sind. Dass wir Gefühle wegdrängen, für die wir uns »schämen sollten«, dass wir Wünsche ignorieren, die andere für unverschämt halten.
Aber ist das wahr? Ist es für dich richtig, diese Wünsche, diese Gefühle zu verdrängen? Das heißt nicht, dass du alles gleich umsetzen sollst. Es geht erst einmal nur um das Bewusstwerden.

Und wenn du magst, gehe einmal in deine Wünsche hinein, ganz langsam und vorsichtig. Vielleicht hast du gerade den geheimen Wunsch, jemandem einmal deine Meinung zu sagen, oder völlig egoistisch deinen Zielen zu folgen, ohne auf jemand anderen Rücksicht zu nehmen. Und vielleicht hast du auch den Wunsch, laut zu lachen, auch wenn es andere stören könnte oder sie nicht verstehen, warum du das jetzt tust.

Spüre einfach, was sich in dir für innere Wunschbilder auftun, die andere vielleicht als schamlos oder unverschämt bewerten würden. Es ist gut, wenn du genau solche Wünsche in dir findest. Schamlos und unverschämt zu sein, heißt nämlich, dass du ohne Schamgefühle das lebst, was du leben

möchtest, dass du ohne Scham deine Meinung sagst, dass du ohne Scham deinen Lebensweg gehst, auch wenn andere dies nicht nachvollziehen können.
Wie sollen sie es auch nachvollziehen können?
Es ist nicht ihr Weg.
Es sind nicht ihre Wünsche.
Es sind deine!
Was hindert dich daran, sie zu leben?

Nutze diese Minuten der Meditation, um dich ganz einzufühlen in das, was wäre, wenn du dich ohne Scham und Schuldgefühle ganz auslebst, sie zumindest zu empfinden und zu äußern wagst. Wenn du dich freuen würdest, wenn jemand zu dir sagt: »Das ist aber unverschämt!« Denn dann wüsstest du, du kannst deinem Weg folgen. Dir selbst folgen.
Fühle es … und genieße es …

Es kann sein, dass sich genau die Gefühle in dir zeigen, die du eigentlich nicht mehr fühlen wolltest. Gefühle von Schuld, Peinlichkeit, Scham, Bloßgestellt-Sein …
Lasse sie aufkommen, wenn sie da sind, und sogar größer werden …
Nimm sie an, denn sie sind ein Teil von dir … Erkenne, dass du sie bisher nicht wolltest, aber dich doch durch sie hast beschränken lassen.
Spüre, wie es ist, alles zu tun, was du dir wünschst, und wie es ist, anerkennen zu können, was die bis jetzt gefühlte Scham und Schuld in dir auslösten. Denn dieses Anerkennen ist der erste und wichtigste Schritt zur Heilung.

Nimm mit, was du an Erfahrungen und Erkenntnissen für dich gewonnen hast, wenn du jetzt nach und nach wieder zurückkommst in diese Welt, diesen Raum, diese Zeit. Komme ganz besonders achtsam zurück zu dir. Und beachte das, was du dir wünschst.

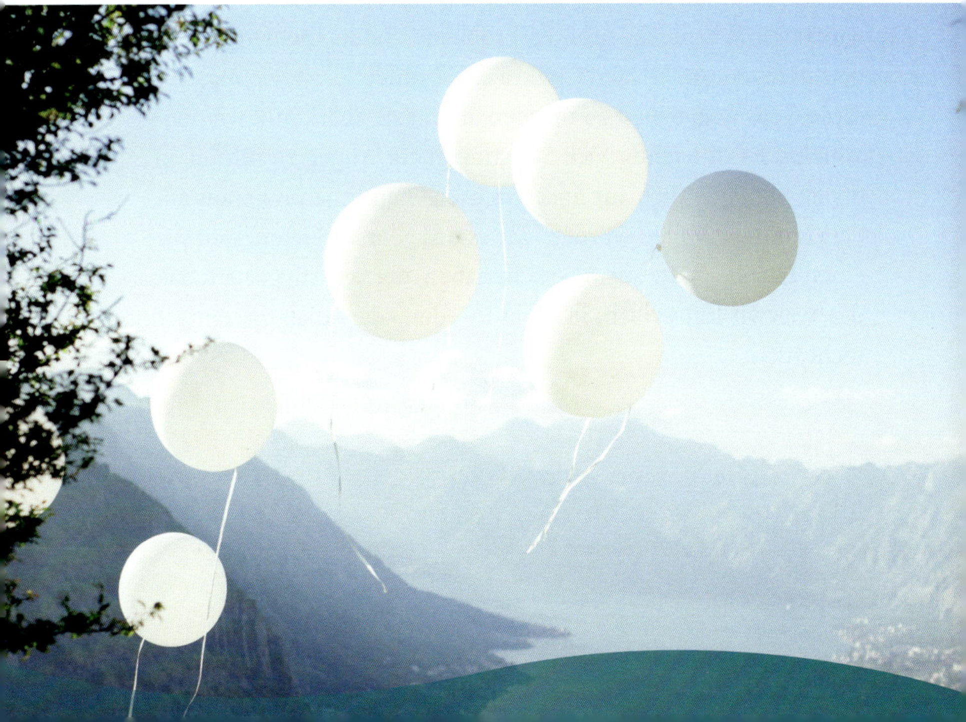

Hintergrund und Wirkung

Wir alle kennen Situationen, in denen wir sagen: »Wie geschmacklos ist das denn!«, »Du bist total unverschämt!« oder »Das ist schamlos!«. Handlungen anderer, die von uns im ersten Moment diese Bewertungen erhalten, empfinden wir grundsätzlich immer negativ, grenzüberschreitend, respektlos – aber ist das alles? Vielleicht versteckt sich hinter diesen ersten Bewertungen Bewunderung für den Mut, die wir für die Menschen empfinden, die ganz frei ihre Meinung sagen, sich selbst in Gefühlen oder Gedanken authentisch ausdrücken, die einfach das machen, was in ihnen steckt.

Es ist interessant, dass die Wörter »unverschämt« und »schamlos« negativ bewertet werden. Wir benutzen sie also nicht, um Positives herauszustellen. Und so werden wir ganz nebenbei auf unsere Themen hingewiesen, denn mit Scham und Schuld haben wir fast alle die größten Probleme. Beide Themen werden dem zweiten und dritten Chakra zugeordnet. Es ist wichtig, sich diese Gefühle bewusst zu machen, damit sie anerkannt werden können. Es ist wichtig, sich Situationen vor Augen zu führen, in denen wir eigentlich aus unserem ureigenen Inneren heraus anders handeln wollen würden, wir es uns aber verbieten, weil wir einen Glaubenssatz verinnerlicht haben, der uns suggeriert, dass das, was wir tun wollen, schlecht ist oder, »dass man das einfach nicht tut«.

Du solltest diese Tatsache nicht zum Anlass nehmen, in Zukunft alle Schamgrenzen zu verletzen. Sicher nicht! Aber werde dir deiner eigenen Grenzen bewusst. Mache dir klar, was du nicht tust, obwohl du es gern tun würdest, was du dir zu fühlen nicht erlaubst, wo du dich selbst nicht lebst, obwohl du sehr genau weißt, was du kannst und was du eigentlich am liebsten möchtest. Und vielleicht ist es dafür wichtig, deine eigenen Schamgrenzen und Schuldgefühle anzuschauen, damit du sie anerkennen kannst, sie verstehen lernst und dann gehen lassen kannst. Im Grunde verabschieden sie sich dann selbst. Aber zunächst ist es wichtig, die Dinge zu fühlen und zu tun, die man selbst als unverschämt und schamlos bezeichnen würde.

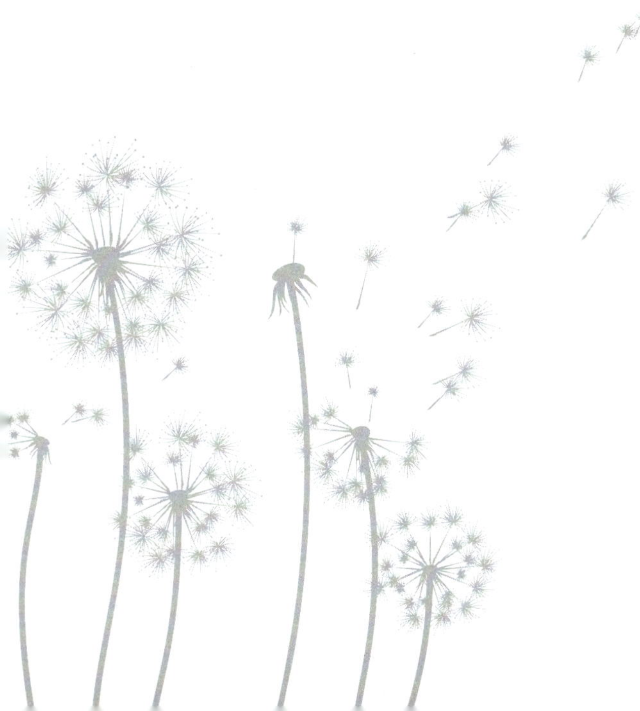

Entschleunigung beim Waldspaziergang

Durchbreche mit dieser Fantasiereise den Teufelskreis des Hetzens und der Anstrengung, und erkenne, dass du nichts erreichen und leisten musst, um glücklich zu sein. Entspanne dich im Hier und Jetzt.

Stelle sicher, dass du in der nächsten Zeit nicht gestört wirst. Mache es dir in einer entspannenden Position bequem, schließe die Augen, und nimm ein paar tiefe Atemzüge. Lasse alles los, was dich gerade beschäftigt, und konzentriere dich auf deinen Atem.

Begib dich in Gedanken auf einen Spaziergang – am besten barfuß. Vielleicht irritiert es dich, ohne Schuhe zu gehen, weil du es nicht gewohnt bist, und vielleicht hast du Sorge, dass du dich verletzt, weil etwas Spitzes auf dem Weg liegen könnte. Aber sei unbesorgt, der Weg ist für dich vorbereitet, und du darfst dich auf dieses Gefühl einlassen, ganz mit den Füßen und dem Boden verbunden und sicher zu sein.
Dein Ziel ist ein nahegelegener Wald, und du siehst ihn schon, er ist nicht mehr weit. Noch bist du auf einem schmalen Feldweg, der umsäumt ist von Wildblumen. Schöne Blumen in rot, blau und gelb blühen hier.
Du gehst langsam und bedacht den Weg entlang. Erst musst du dich vielleicht dazu zwingen, aber dann gelingt es dir

immer besser, dich in einem ruhigen Tempo zu bewegen. Du bemerkst sogar, wie entspannend es ist, keinen Zeitdruck zu haben. Du hast Zeit, nichts drängt dich, keiner möchte etwas von dir, es werden keine Erwartungen an dich gerichtet. Du hast dir ganz bewusst diese Zeit geschenkt, nur für dich selbst.

Und dann kommst du am Waldrand an, du fühlst den weichen, erdigen Boden unter deinen Füßen, du siehst das Grün der Blätter, die sich im sanften Wind wiegen. Vögel zwitschern, und das Laub rauscht leise. Die Luft fühlt sich angenehm an auf deiner Haut, wie ein sanftes Streicheln. Die Sonne, die durch die Blätter scheint, wärmt dein Gesicht.

Jeden Schritt wählst du mit Bedacht. Du fühlst deine Füße auf dem Boden, die Energie der Erde durchströmt dich von unten und erreicht dein Herzzentrum, es ist, als ob du viel tiefer als zuvor ein- und ausatmen kannst. Und nicht nur von unten, sondern auch von oben erreicht dich eine Welle von Energie, die durch deinen Kopf hindurch zum Herzzentrum strömt und sich dort mit der Energie der Erde vereint. Freude durchströmt deinen gesamten Körper und verbreitet sich wie Sonnenstrahlen.

Der Weg, auf dem du gehst, ist leicht geschwungen, und du siehst in einiger Entfernung eine große Eiche am Wegesrand. Sie hat eine magische Anziehungskraft, und du gehst mit gleichmäßig gewählten Schritten zu ihr. Du weißt, dieser Baum läuft dir nicht weg. Du kannst ihn in deinem Tempo erreichen.

Und dann siehst du sie direkt vor dir, majestätisch und voller Weisheit steht diese Eiche da. Du hast den Impuls, sie zu umarmen, oder auch, dich einfach nur an sie zu lehnen. Spüre, was dir jetzt guttut: was für eine Kraft die Eiche ausstrahlt und sie dir schenkt, nur durch ihr Dasein …
Dir wird klar, dass nicht viel nötig ist, um Glück zu empfinden, nur bewusste Aufmerksamkeit, bewusste Langsamkeit, ein Dasein im Moment. Und du genießt diesen Augenblick …

Vielleicht entscheidest du dich, diese Erkenntnis in deinen Alltag zu integrieren, indem du dich immer wieder daran erinnerst, tief durchzuatmen und den Moment zu verlangsamen … das Jetzt bewusst wahrzunehmen, in die Energie des Moments einzutauchen … und dich auf diese Weise aufzutanken.
Und dir wird klar, dass du dadurch ganz leicht das erreichen kannst, was du immer wolltest, nämlich schnell an dein Ziel zu kommen, was auch immer das im Einzelnen für dich bedeutet … Denn du erkennst, dass das Ziel, das du eigentlich immer suchst, Frieden ist.
Frieden mit dir und dem Leben …

Komme nun in deinem Tempo wieder in die Gegenwart, bewege deine Glieder, strecke dich, und öffne die Augen. Du bist wieder im Hier und Jetzt.

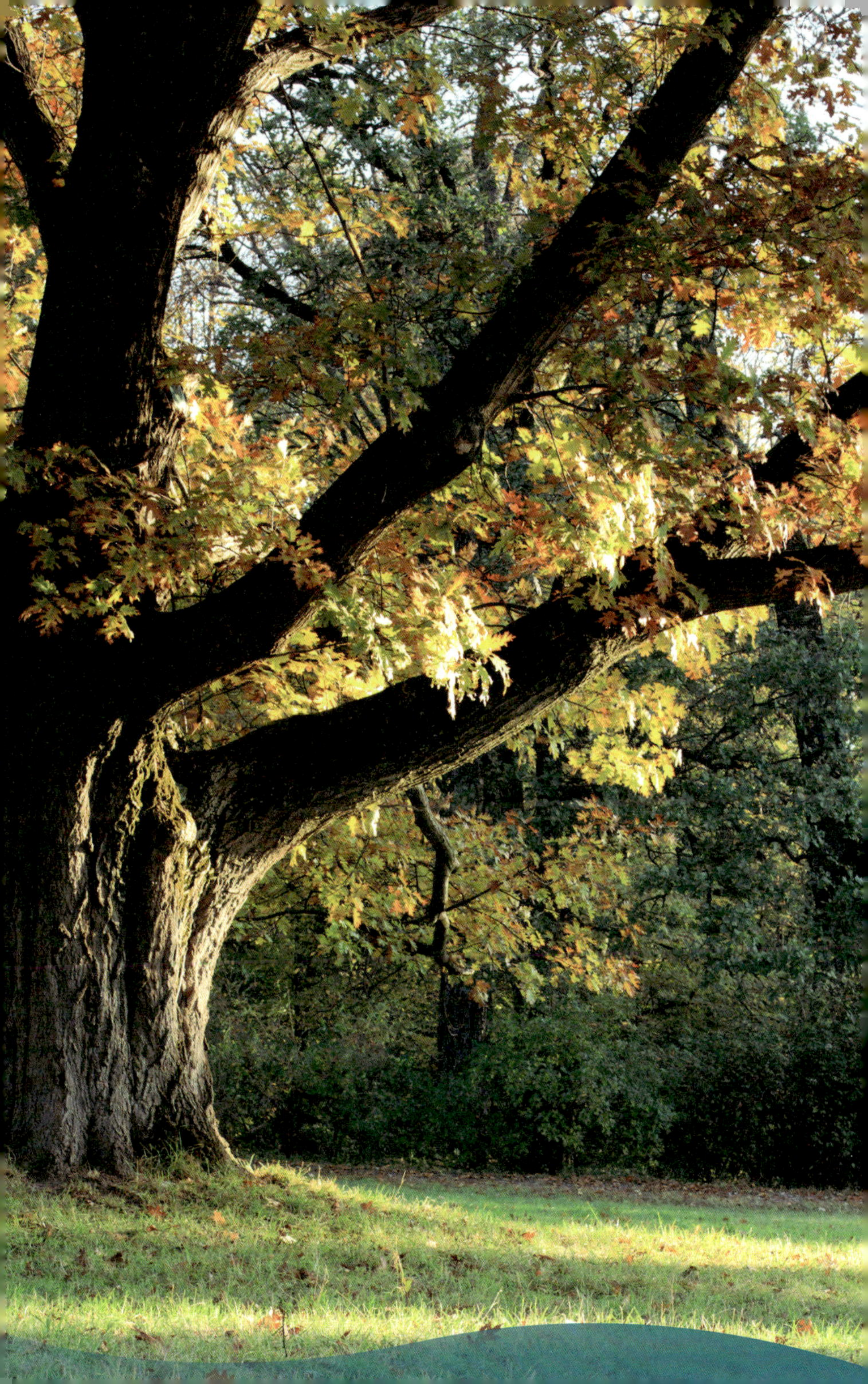

Hintergrund und Wirkung

Wir tun vieles in der Hoffnung, dass wir dadurch irgendwann an unsere Ziele kommen, und merken gar nicht, dass wir uns die ganze Zeit in Teufelskreisen bewegen. So hetzen und hetzen wir, strengen uns an, arbeiten und machen Überstunden und hoffen, danach endlich zur Ruhe zu kommen und uns ausruhen zu können. Dabei sehen wir nicht, dass wir Ruhe und Frieden nur in uns selbst finden können, indem wir ganz in den Moment, ins Jetzt, eintauchen. Indem wir wahrnehmen, wie sich unser Körper jetzt anfühlt – ein Körperbewusstsein entwickeln. Indem wir wahrnehmen, was wir jetzt fühlen, und diese Gefühle beobachten, und indem wir unsere Gedanken beobachten, auch wenn es Gedanken von Druck sind. Denn wenn wir alles, was ist, in diesem Moment bewusst wahrnehmen, distanzieren wir uns ein Stückchen davon, weil wir es aus der Rolle des Beobachters betrachten. Aus dieser Distanz heraus können wir das erste Mal ein wenig zur Ruhe kommen und haben die Chance, zu erkennen, dass es Frieden ist, den wir uns wünschen, und Frieden ist nur im Moment zu finden, ganz gleich, was er beinhaltet.

Unbeschwerte Kindheit

Gehe in dieser Meditation zurück in die Jahre deiner Kindheit. Erkenne, warum du jetzt so bist, wie du bist, und wann du so geworden bist. Die Balance zwischen Kindheit und Erwachsensein ist wichtig, um auch als Erwachsene ausgeglichen und in Frieden zu sein.

Setze oder lege dich bequem hin, lasse alle Anspannung los, so gut es in diesem Moment geht, und atme dich nach und nach in die Ruhe hinein. Schließe dabei deine Augen.

Genieße es, einfach nur Zeit für dich zu haben. Für dich da zu sein! Für dich da sein ist, als ob du von starken Armen gehalten wirst. Fühle, wie du von deiner Unterlage getragen wirst. Du musst nichts tun, auf nichts aufpassen und für nichts die Verantwortung tragen.
Dieses »Einfach-nur-da-Sein« weckt eine Erinnerung in dir, nur ganz vage, aber du weißt, dass du dieses Gefühl, dieses Einfach-nur-Sein kennst. Es kommt aus einer vergangenen Zeit, aus Momenten deiner Kindheit. Lange ist es her. Wie lange?
Du spürst dem nach, und dir erscheinen erste Bilder aus deinem Leben vor deinem inneren Auge. Damals warst du noch viel kleiner, du hast gespielt und dabei alles um dich herum vergessen. Keiner hat dich angetrieben, du hattest keine Ter-

mine in deinem Kalender, hattest keine Verpflichtung – so etwas kanntest du alles nicht. Das Wichtigste waren deine Spielsachen, vielleicht aber auch draußen im Wald zu sein oder bei Tieren. Zeit spielte noch keine Rolle. Oft bist du spät nach Hause gekommen oder kamst nicht rechtzeitig zum Essen, weil du die Zeit vergessen oder es nicht gehört hast, als deine Eltern dich riefen.
Wie alt warst du damals, als du noch ganz im Moment sein konntest? Wie hat es sich angefühlt? An welches Gefühl erinnerst du dich? Es wird immer intensiver, während du diese Bilder vor deinem inneren Auge siehst, Während du dich in diese Situationen einfühlst …
Erinnere dich immer genauer an diese Zeit … Lasse sie größer werden in dir, als wärst du jetzt in diesem Moment …

Du gehst weiter auf einem imaginären Zeitstrahl, auf dem Zeitstrahl deines Lebens. Du nimmst wahr, was sich im Laufe deiner Lebensjahre verändert hat, wie du dich entwickelt hast und was dazu geführt hat, dass dein Leben so ist, wie es ist.

Welche lebensverändernden Situationen kommen dir jetzt in den Sinn? Wie fühlen sie sich an? Jetzt, da du in der Erinnerung ein wenig älter geworden bist und neue Erfahrungen gemacht hast: Hat sich dieses »Einfach-nur-Sein«-Lebensgefühl gehalten, oder ist es verschwunden? Oder hat es sich verändert? Ist es noch da?

Du gehst durch die Jahre deiner Kindheit, deines Lebens und siehst, an welchen Zeitpunkten Veränderungen stattgefunden haben. Veränderungen, die dazu führten, dass du heute mehr aus Verpflichtungen, Terminen, und Gefühlen des Getrieben-Seins, vielleicht auch aus Unzufriedenheit oder Schuldgefühlen bestehst, weil du einfach nicht alle Verpflichtungen erfüllen kannst.
Nimm alles wahr. Wie alt warst du bei diesen Veränderungen? Warst du schon erwachsen? Nimm alles wahr, und erkenne den Auslöser für die Situation.
Nimm dir Zeit, und spüre nach …

Und dann gehe wieder zurück zu den ersten Bildern deiner unbeschwerten Kindheitstage. Lasse das Gefühl des Einfach-nur-Seins in dir zurückkehren und größer werden … Nimm dir auch hierfür Zeit, bis du dieses Gefühl wieder ganz stark in dir spüren kannst.

Dann gehe ganz langsam und bewusst, dieses unbeschwerte Gefühl fest in dir verankert, die Jahre deiner Kindheit bis zu dem Zeitpunkt durch, an dem du es verloren zu haben glaubst. Gehe noch einmal in diese Situation hinein. Und wenn du möchtest, entscheide dich neu.
Vielleicht weißt du noch nicht, wie du das am besten tust, und das darf sein. Das ist vor allem deswegen so, weil wir glauben, dass es nur ein Entweder-oder gibt, gerade als Erwachsene glauben wir dies. Und auch das darf sein.

Bleibe in der Situation, und überlege, ob du beides mitnehmen und für dich aufbewahren möchtest, ob du es dir erlaubst, beides zu leben, auch wenn du jetzt erwachsen bist und Verantwortung trägst, ja tragen willst:
das Unbeschwerte aus Kindertagen und das Pflichtgefühl des Erwachsenen, sich frei fühlen und Verantwortung tragen, Termine einhalten und Tage ganz terminfrei leben und sich treiben lassen, sich entscheiden können und sich bei Entscheidungen auch Zeit nehmen, ganz konzentriert arbeiten und auch träumen.
Nimm dir deine Zeit …

Dann komme ganz langsam und bewusst in die Gegenwart zurück, und nimm aus dieser Meditation das mit, was du an Erkenntnissen für dich gewonnen hast. Es muss nicht viel sein, auch nichts Großartiges oder Bedeutendes, denn das Große ist immer etwas, was aus dem Leben des »größer, schneller, weiter« stammt. Die kleinen Erkenntnisse aber, das kleine, fast unbedeutende Berührt-Sein durch eine Erfahrung, ist oft viel mehr wert, weil es dich selbst wertvoller und selbstbewusster fühlen lässt.
Komme wieder hier an, in diesem Raum, in dieser Zeit, und öffne deine Augen. Nimm dir noch ein wenig Zeit, um dich zu sortieren, bevor du in deinen Alltag zurückkehrst.

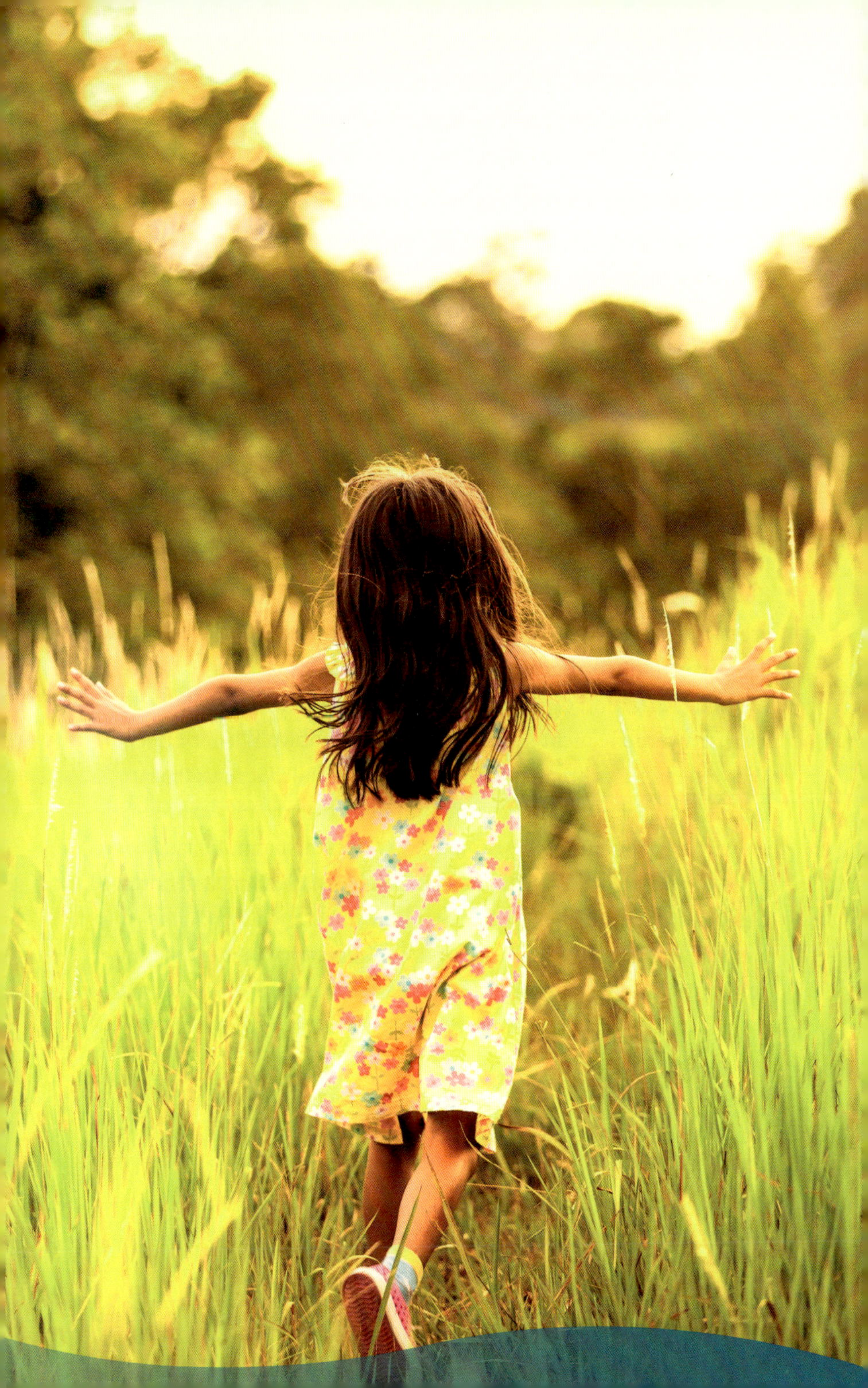

Hintergrund und Wirkung

In dieser Meditation geht es um Balance, um den Ausgleich scheinbarer Gegensätze, die sich ausschließen. Mit unserer Kindheit assoziieren wir im Allgemeinen besonders Freiheit, Freizeit, Spielen, Sinnfreies tun, ganz im Moment versinken, sich selbst vergessen und dabei angstfrei sein, kreativ sein, ohne Ziele sein, etwas tun, ohne zu wissen, wohin es führt.

Mit dem Erwachsenwerden verbinden wir meist Pflichterfüllung, Grenzen setzen und einhalten, Verantwortung tragen, aufpassen müssen und Kontrolle über alles haben, sich nicht fallen lassen dürfen, Wertschätzung nur für Leistung erhalten, Leistungen erbringen müssen, nur geliebt werden, wenn bestimmte Bedingungen erfüllt wurden.

Auf die Dauer sind die beiden Themen »Kindheit« und »Erwachsenwerden« nicht immer ausgeglichen, obwohl jeder dieser Werte seine Berechtigung hat. Und so gilt es, alle Gegensatzpaare im Blick zu behalten, um gesund und heil zu sein: Auf Anstrengung folgt Erholung, auf Anspannung folgt Entspannung, auf Arbeit Freizeit, auf Aktivität Passivität. Neben Gedanken gehören Gefühle mit zum Leben, neben Struktur muss auch das Chaos seinen Platz haben, zum Lieben gehört, geliebt zu werden – bedingungslos. Zur Kontrolle gehört das Vertrauen, dass alles gut ist, wie es ist, zum Starksein gehört es, sich auch zu erlauben, einmal Schwäche zu zeigen.

Und so entsteht aus dem Entweder-oder ein Sowohl-als-auch, das sich sehr befreiend anfühlen kann.

Unendlicher Frieden

In dieser Meditation geht es um die wichtigste und schwierigste Aufgabe in unserem Leben: Freude und Frieden – was wir uns beides wünschen – in uns selbst zu finden.

Begib dich in eine entspannte Haltung, und stelle sicher, dass du in den folgenden Minuten nicht gestört wirst, damit du ganz loslassen und dich entspannen kannst. Werde ruhig, und lasse dich auf eine Entspannungsreise zu deinen Träumen ein.

Stelle dir vor, wie es wäre, wenn alles so ist, wie du es dir immer gewünscht hast …
Lasse Gedanken an Realitäten oder Realisierbares los, *jetzt* sind sie nicht wichtig …
Versuche, dir vorzustellen, dass alle deine Träume jetzt erfüllt sind, ganz gleich, welche es sind, jetzt hast du sie erreicht. Jetzt ist es endlich so weit – alles ist in Erfüllung gegangen, es ist unglaublich, aber wahr. Du bist dort angekommen, wo du dich schon so oft in Gedanken hingeträumt hast …

Lasse dieses Gefühl in dir aufsteigen und immer größer werden … das Gefühl, das entsteht, wenn man am Ziel seiner Träume angekommen ist … Vielleicht nennst du es tiefe Dankbarkeit, oder auch Überraschung, riesengroße Freude,

unfassbares Erstaunen. Oder es kommen Fragen in dir auf: »Was? Ich? Habe ich das wirklich verdient? Ist es wirklich wahr? Meine Träume haben sich erfüllt?«
JA!
Alles ist wahr.
Du spürst, wie du dich langsam an dieses Gefühl gewöhnst, und du lässt dich in diese riesengroße Freude hineinsinken. Sie füllt dich aus und wird immer größer, sodass sie langsam deine Körpergrenzen verlässt und immer weiter aus dir heraus strahlt. Du leuchtest und füllst den ganzen Raum mit deinem Glück und deiner Freude. Es zieht hinaus, über dein Haus hinweg, und dann über die Stadt, das Land und über die ganze Erde. Es hat kein Ende, du strahlst deine Freude bis hinaus ins Universum …

Und jetzt bemerkst du, dass du dich auf einem der Strahlen deiner Freude hinauf bis zum Universum bewegen kannst. Von dort oben, aus dem Universum heraus, kannst du auf deinen Körper schauen, wie du da liegst und einfach nur hell und voller Freude und Dankbarkeit strahlst.
Was für ein Licht!
Was für ein Strahlen!

Dich ergreift ein Gefühl von Demut. Sie gilt als die höchste Form der Dankbarkeit, und du beugst dich fast vor ihr, so tief und intensiv ist dieses Gefühl …
Du gibst dich ganz hin und wirst zu diesem Gefühl …
Wie einfach Frieden ist …

Du entscheidest dich, diese Bilder, dieses Gefühl in dir mitzunehmen, ihnen einen Platz zu geben, und du weißt auch sofort, wo du diese Erinnerung aufbewahrst, damit du sie immer abrufen kannst.

Nimm alles mit, und komme auf deinem Strahl langsam wieder zurück zu dir auf diese Erde, und dann hier in diesen Raum. Werde dir deines Körpers bewusst. Nimm dir noch einige Minuten Zeit, um wieder ganz anzukommen, bevor du in deinen Alltag zurückkehrst.

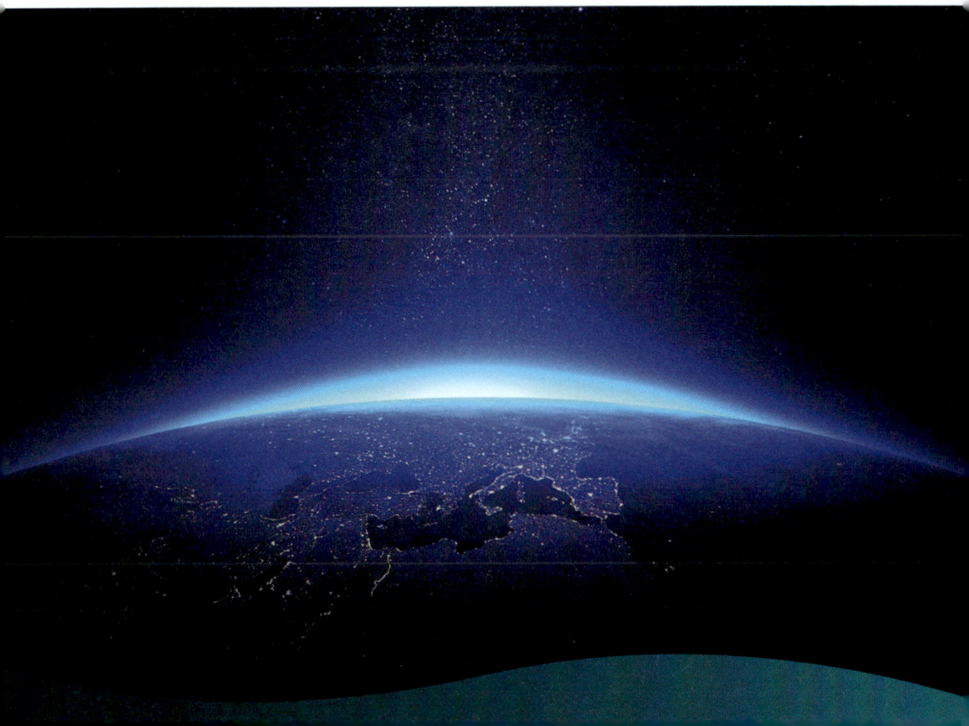

Hintergrund und Wirkung

Es braucht viel Zeit, bis wir an einem bestimmten Punkt in unserem Leben ankommen, an dem wir uns fragen, ob das jetzt alles war und dieses Alles uns bisher glücklich gemacht hat. Die größte Illusion dabei ist, das eigene Glück an äußeren Umständen festzumachen, sei es Karriere, materieller Reichtum, erfolgreiche Erziehung der Kinder, aufregende Freizeit und vieles mehr. Diese Vorstellung führt früher oder später unweigerlich zur Enttäuschung: Wir werden einer Täuschung enthoben. Wenn diese Enttäuschung stattgefunden hat, beginnt jeder Einzelne, in sich aufzuräumen: Wir forschen nach Erwartungen, die andere Menschen erfüllen sollen, nach Glaubenssätzen, die unser eigenes Leben einschränken, suchen nach Glück, das wir an äußere Umstände gekettet haben, und dann versuchen wir, uns von all diesen Erwartungen und Abhängigkeiten zu lösen. Erst so wird Frieden möglich, denn er ist nur im eigenen Inneren zu finden. Und vielleicht hast du in dieser Meditation gespürt: Als du dir vorgestellt hast, wie es wäre, wenn sich deine Wünsche erfüllen, hast du selbst diese Gefühle bewusst in dir hervorgerufen, ohne dass im Außen irgendetwas passiert ist. Ganz friedlich hast du dagelegen. Und so wird deutlich, was wir in uns auslösen und hervorrufen können. Wir müssen uns nur dafür entscheiden, ohne dafür in die Handlung zu gehen. Und schon ist Frieden da.

Ein neuer Morgen

Nutze diese Meditation als guten Start in den Tag: Du richtest deine Aufmerksamkeit nach innen und nimmst all deine Gefühle wahr. So wirst du erkennen, dass du alles, was du brauchst und dir wünschst, schon in dir hast, und auch, dass alle Gefühle einfach so kommen und gehen können, ohne einen äußeren Anlass.

Schließe deine Augen, und ziehe alle Antennen, die nach außen gerichtet sind, nach innen. Empfange nichts mehr von außen. Komme erst einmal an – in dir.

Stelle dir vor, dass das Ankommen bei dir selbst jeden Morgen stattfindet, wenn du aus deinen Träumen langsam erwachst: Du bemerkst, dass die Nacht vorbei ist, dass der Traum nur ein Traum war und der Tag für dich gleich beginnen wird. Du startest ihn noch nicht gleich, indem du schnell aufstehst, sondern gönnst dir noch ganz bewusst diese ruhige Zeit, weil sie deinem Tag eine Ausrichtung geben wird. Du richtest dich auf *dich* aus. Und dann hörst du in dir die folgenden Fragen:

»Weißt du eigentlich, wie schön du bist? Wie wertvoll? Wie liebenswert in deinem Sein?«

Du glaubst erst einmal, dich verhört zu haben, und kannst die hinter diesen Fragen stehende Aussage gar nicht nachempfinden, weil sie dir zu groß erscheint und weil so etwas selten jemand in deinem Leben einfach so sagt. Vielleicht kommt aber auch eine Ahnung von tief in dir, die leise sagt: »JA, das ist richtig! Endlich sagt es mal jemand!«
Du fühlst, wie schön es wäre, wenn es stimmte, wenn du auch so empfinden könntest und du endlich ganz sicher sein könntest, dass es wahr ist. Gehe diesen Gefühlen einmal nach, und beginne, sie zu sortieren.
Ordne sie zunächst erst ganz grob nach »angenehm« und »unangenehm«. Angenehme Gefühle sind zum Beispiel Freude, Dankbarkeit, Erleichterung, Stolz, Liebe, Demut, Hingabe. Unangenehme Gefühle sind Unsicherheit, Ungläubigkeit und Abwehr, Angst, Scham, Schuld.
Was empfindest du?

Bleibe ganz bei dir und deinen Gefühlen. Gerade hast du keine wichtigere Aufgabe, als diese Gefühle in ihrer Ganzheit und mit all ihren Facetten zu empfinden.
Spüre, wie jedes einzelne Gefühl seinen Raum bekommt, wie es vielleicht größer wird oder anderen, die nach ihm kommen, ihren Platz einräumt.
Spüre, was dich ausmacht.

Nimm die Fähigkeit an, deine Gefühle vollkommen wahrzunehmen. Dich wahrzunehmen! Es ist, als ob du eine Schatzkiste in dir öffnest und betrachtest. Sie gehört nur dir, sie ist in dir. Sie ist ein riesiger Fundus an Leben – an Lebendigkeit. Versuche einmal, wenn du sie nicht schon fühlst, Dankbarkeit und vielleicht auch Demut in dir zu finden. Sei dankbar für die Schöpfung, für das Leben, für dein Sein!

Nimm diese Dankbarkeit mit in deinen Tag, wenn du dich gleich nach und nach von deiner inneren Schatzkiste löst. Mache es in deinem Tempo, bis du deine Antennen nach außen wieder öffnest, genau wie deine Augen, dich reckst und streckst und deinen Tag beginnst.

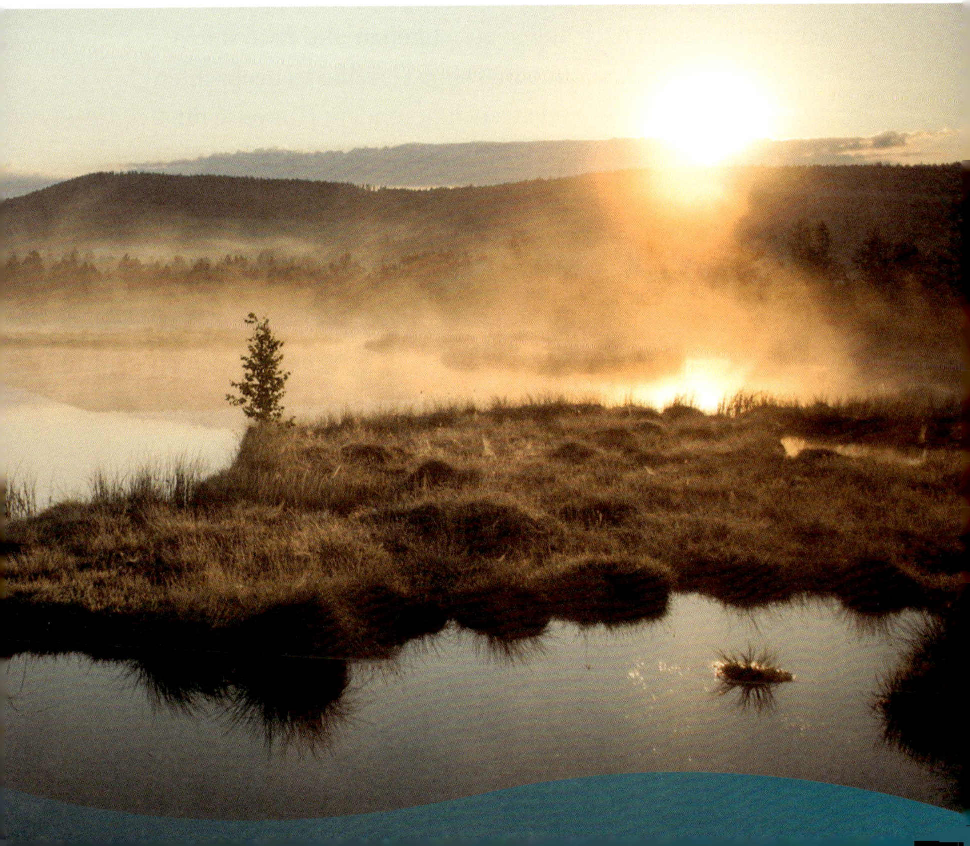

Hintergrund und Wirkung

»Mache mal die Augen zu, und was du dann siehst, das gehört dir.« Wenn du diesen unfreundlichen Satz von jemandem, der auf sein Eigentum pocht, aus deiner Kindheit kennst, dann verbindest du damit sicher Gefühle von Zurechtweisung, Ablehnung oder Demütigung. So war er damals vielleicht auch gemeint. Und wahrscheinlich hast du dich dann auch geweigert, überhaupt eine Innenschau anzutreten. So hast du die Möglichkeit nicht genutzt, in dir ganz viel Wertvolles zu finden und diesen Satz ganz anders zu interpretieren, nämlich als einen wertvollen Hinweis. Als Aufforderung, in dir selbst alles zu finden, was du brauchst und dir wünschst. Es als Schatz und Geschenk zu sehen, die Augen nach außen zu schließen und nach innen öffnen zu dürfen und zu können. Deine Gefühle zu beobachten und darin Wertvolles zu finden, auch besondere Hinweise für das Leben an sich. Das Wertvollste ist sicher, zu entdecken, dass alles, was du oft und natürlicherweise nach außen projizierst, nur Prozesse in deinem Inneren sind. Dass das Außen nur Auslöser für innere Prozesse ist, im Grunde ein Spiegel für das, was in deinem Inneren gerade abläuft, ohne dass du dir darüber im Klaren warst.

Und so schließt sich der Kreis. Im Innen, also mit geschlossenen Augen, kannst du alles finden, und das Außen ist nur ein Spiegel für das, was dich ausmacht.
Wenn du für einige Minuten nur die eigenen Gefühle beobachtest, kannst du in der Regel feststellen, dass sich viele angenehme und unangenehme Gefühle abwechseln und einfach entstehen, ohne dass schon irgendetwas passiert ist, außer deine vielen Gedanken und Geschichten in deinem Kopf!
Und wenn du diese Klarheit gewonnen hast, gehst du milder mit anderen Menschen und vor allem mit dir selbst um. Du beobachtest erst einmal deine inneren Prozesse, bevor du in die Handlung gehst, und lässt dich nicht mehr so impulsiv von spontanen Gefühlen leiten.

Mit dieser Übung ist der Morgen keine unangenehme Routine mehr, weil du nicht hektisch und schnell und wie sonst so oft unbewusst in den Tag gehst, sondern bewusst, achtsam und mit Dankbarkeit für das, was kommen mag. Und das darf gern ein Ritual für immer werden.

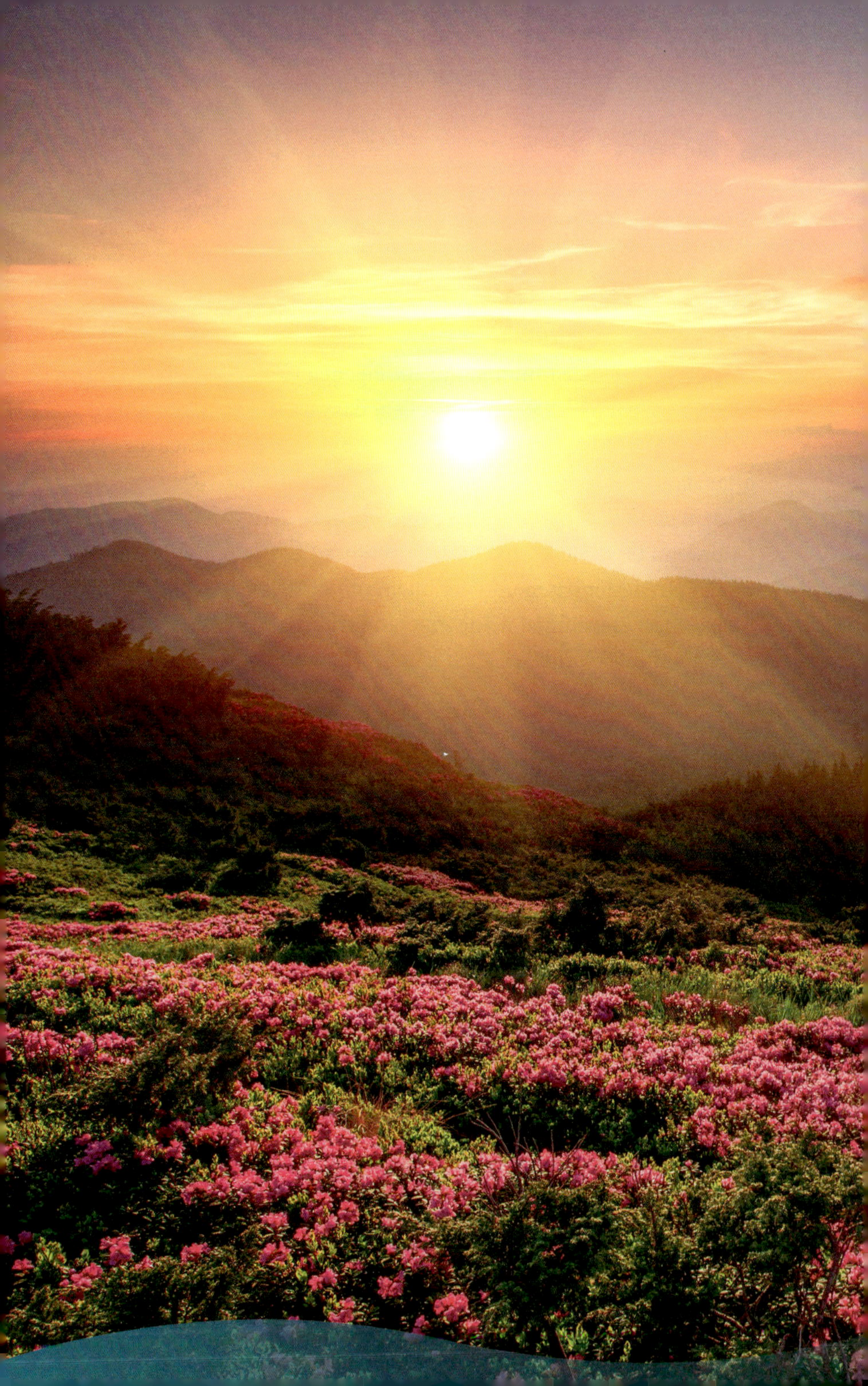

Sonnenaufgang auf dem Berg

Erlebe ein Gefühl von Einheit, ein »Mit-allem-eins-Sein«. Lasse mit dieser Fantasiereise die Sonne in deinem Herzen aufgehen, und fühle dich mit allem verbunden.

Mache es dir an einem ruhigen Ort bequem, an dem du für die nächsten Minuten nicht gestört werden kannst. Entscheide dich ganz bewusst dafür, diese Zeit nur mit dir zu verbringen …
Atme tief ein und aus, und spüre, wie der Atem in deinen Brustkorb strömt, in deinen Bauch, und dich füllt und nährt. Lasse mit jedem Ausatmen immer mehr von deiner Anspannung los, und entscheide dich, dich diesem Moment hinzugeben … einfach so …

Stelle dir vor, es ist vier Uhr morgens und du stehst auf, weil du etwas ganz Besonderes vorhast. Du hast dich bereits die Tage zuvor auf diesen Morgen vorbereitet, hast alles, was du brauchst, zurechtgelegt, und bist gestern Abend zeitig ins Bett gegangen. Du bist noch etwas müde, aber deine Vorfreude ist größer als diese Müdigkeit. Du ziehst deine Wanderschuhe an und gehst, noch bevor du etwas frühstückst, aus dem Haus. Du folgst einem kurzen Weg, der dich direkt an den Fuß eines Berges führt. Und genau auf diesen Berg möchtest du steigen, langsam und bewusst.

Noch ist es dunkel, aber es dämmert schon leicht. Und das ist das Schöne daran, in diesem Halbdunkel loszugehen und sich auf etwas ganz Besonderes zu freuen: bald ganz oben auf dem Berg zu stehen und den Sonnenaufgang beobachten zu können.
Du schweigst, während du wanderst, auch wenn du andere Menschen bei dir haben solltest.
Du gehst in deinem Tempo mit ruhigem und gleichmäßigem Atem den Berg hinauf. Du lässt dir Zeit, weil du alles so geplant hast, dass du rechtzeitig oben auf dem Gipfel bist.
Du genießt es, immer höher zu kommen, du empfindest Abstand zu allem, was unten am Fuße des Berges noch wichtig war. Es ist fast, als ob du bereits jetzt ein wenig Abstand gewonnen hast zu deinen Themen des Alltags. Du schaust mit angenehmer Distanz auf sie.

Und dann, nach einer Weile, die du gar nicht als so lang empfunden hast, kommst du an, am Ende deines Wanderweges, auf dem Gipfel des Berges. Höher kannst du auf geführten Wegen nicht mehr sicher gehen.
Schon auf den letzten Metern war das vorausscheinende Licht der bald aufgehenden Sonne spürbar, aber noch ist sie selbst nicht zu sehen. Voller Vorfreude schaust du Richtung Osten und fühlst ein wenig die körperliche Anstrengung der Wanderung … und dann ist es so weit …
Ganz langsam siehst du die Sonne am Horizont aufsteigen. Erst ist es ein rötliches, dann ein orangefarbenes Licht, du kannst noch gut hinschauen, du willst es sogar, die Sonne zieht dich förmlich in ihren Bann, und nach und nach zeigt sie sich immer größer – wie eine immer lauter werdende Melodie.

Die Sonnenstrahlen streicheln dein Gesicht. Und dabei geschieht etwas Bemerkenswertes: Du hast das Gefühl, als ob zeitgleich in dir eine innere Sonne aufgeht, wie eine immer größer werdende, leuchtende Kugel, die aus deinem Herzzentrum wächst und erst in deiner Brust und dann immer weiter auch darüber hinaus erstrahlt. Sie wird immer größer in dir. Spüre in dich hinein, und du kannst Glück, ja Glückseligkeit wahrnehmen, wie du sie noch nie zuvor gefühlt hast. So muss sich Einheit anfühlen. Du bist verbunden mit allem, was ist …

Und mit diesem Gefühl von Eins-Sein trittst du besonders achtsam deinen Rückweg an. Viel heller ist es geworden, und der Weg, den du eben voller Vorfreude hinaufgegangen bist, führt dich zurück an den Fuß des Berges. Es mag sein, dass du dich ein wenig wie neu geboren fühlst – dass du das Gefühl hast, dass etwas Neues in dir entstanden ist. Du entscheidest dich, gleich, wenn du wieder in deinem Haus angekommen bist, besonders achtsam zu sein für alles, was du heute und in der kommenden Zeit erleben wirst. Vielleicht gelingt es dir, alles so wahrzunehmen, als ob du es das erste Mal erlebst, so wie die Sonne jeden Tag neu am Horizont aufsteigt.

Halte diese Schwingung so lange fest, wie es dir möglich ist. Nimm mit, was du halten kannst, und komme in deinem Tempo wieder zurück in diesen Raum, in diese Zeit.

Hintergrund und Wirkung

Diese Fantasiereise ist eine Form der Einheitserfahrung, ein sogenanntes Gipfelerlebnis. Im Yoga heißt das *Samadhi,* im Buddhismus *Nirwana,* bei uns auch Erleuchtung. Es ist eine Form des Berührt-Seins, sich eins zu fühlen mit der Sonne, die im eigenen Herzen aufgeht, verbunden mit dem Gefühl, mit allem eins zu sein. Es kann uns an ein Gefühl erinnern, das wir aus dem Mutterleib kennen: ohne Grenzen zu sein, verbunden zu sein, alles zu haben, was wir brauchen. In diesem vorgeburtlichen Zustand waren wir ohne Widerstand, weil wir alles hatten, was wir brauchten, keine Grenzen kannten und uns auch selbst keine setzten. In dieser Fantasiereise kannst du das Gefühl von Einheit wieder erleben.

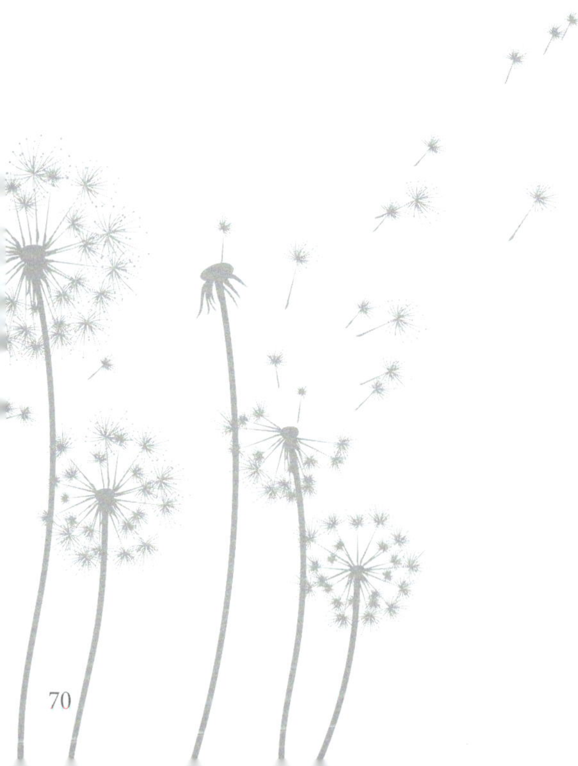

An einem ruhigen See ...

Diese Fantasiereise dient deiner Erholung. An deinem inneren Seelensee kannst du dich völlig entspannen und zur Ruhe kommen. So kannst du Energie tanken, um voller Elan in deinen Alltag zurückzukehren.

Setze dich möglichst bequem und so gerade wie möglich auf einen Stuhl. Wenn du magst und bereit bist, das loszulassen, was du bis eben noch gesehen und bearbeitet hast, schließe deine Augen. Oder spüre den Impuls, die Augen noch aufzulassen, weil du dann meinst, dass du noch mehr die Kontrolle hast über das, was geschieht, und du sehen kannst, was vielleicht andere gerade machen. Dann lasse dir deine Zeit, und erlaube dir, noch etwas die Kontrolle zu behalten, bis du doch die Augen zumachen und dich dir und deinen eigenen inneren Bildern ganz hingeben möchtest.

Schließe deine Augen nach außen, öffne deine inneren Augen, und merke, dass du dein Herz viel lauter schlagen hörst als vorher, als du noch nach »draußen« geschaut und so viele Reize wahrgenommen hast.
Höre deinem Herzschlag eine Weile zu. Atme dabei bewusst tief ein und aus, versuche, dein ganzes Lungenvolumen zu nutzen und die Ausatmung sogar ein wenig länger zu gestal-

ten. Aber mache das nicht hektisch, sondern so, wie du es gut kannst. Vielleicht hilft es dir, zu zählen: Bei der Einatmung zählst du bis vier oder bis sechs, ganz langsam … und bei der Ausatmung zählst du von sechs oder acht herunter.
Dabei merkst du, wie du nach und nach Abstand gewinnst von allem, was dich eben noch beschäftigt hat. Du verbindest deine Aufmerksamkeit mit dem Atem, und dein Kopf lenkt dich nicht mehr ab mit seinen vielen Ideen. Du konzentrierst dich ganz auf deine Atmung. Du bleibst bei deiner Atmung … nicht mehr und nicht weniger … Einatmen, ausatmen, einatmen, ausatmen …

So atmest du dich immer tiefer in dich hinein, in dein inneres Selbst. Dieses Selbst sieht aus wie ein See, der eben noch sehr stürmisch war, voller kleiner und großer Wellen. Du bemerkst, dass er in den letzten Augenblicken ruhiger geworden ist. Nur eine leichte Brise weht noch über diesen See. Er ist umsäumt von Bäumen, und du gehst an einen ruhigen Platz, von dem aus du ihn in aller Ruhe betrachten kannst … Eine Bank lädt dich zum Verweilen ein, und du setzt dich … Sie fühlt sich bequem an, und das Holz der Bank ist angenehm warm. Während du weiter bewusst und tief atmest, schaust du auf deinen See. Immer ruhiger wirkt er. Es scheint, als ob die Wasseroberfläche langsam stillsteht. Die Bäume spiegeln sich in ihr. Überall sind Bäume und Himmel.

Du stehst auf, gehst einige wenige Schritte, und schon bist du am seichten Ufer. Du bückst dich nah an den Rand des Wassers, ganz vorsichtig, weil du keine Bewegung in diesem ruhigen See auslösen möchtest. Du schaust auf die stille Wasseroberfläche.
Tief berührt bist du von dem, was sich da auf ihr spiegelt. Es sind nicht mehr nur die Bäume und der Himmel. Du siehst dich, dein eigenes Spiegelbild. Gefesselt und fasziniert betrachtest du es. Viele kleine Facetten sind in diesem Bild von dir zu sehen, und du sinkst immer tiefer hinein in den Anblick deines Spiegel-Ichs, so verbunden fühlst du dich. Was erzählt es dir von dir?
Höre zu! Welche Botschaft bekommst du? Vielleicht ist es auch nur ein Gefühl, das eine Erinnerung in dir wachruft …
Bleibe bei deinem Spiegel-Ich, und sei ganz wachsam für das, was es dir zu berichten weiß …

Nimm mit, was mitgenommen werden will, und verabschiede dich in deinem Tempo von deinem inneren Seelensee. Du gehst zurück, langsam und doch zielstrebig … und kommst wieder hier an, in diesem Raum, in dieser Zeit … Öffne deine Augen.

Hintergrund und Wirkung

Diese Fantasiereise sollte erst »Entspannung für Arbeitsgruppen und für zwischendurch« heißen, weil sie durch die häufige Bitte in meinen Supervisionsgruppen, in den Pausen ein wenig Yoga zu praktizieren, inspiriert wurde – und schlussendlich war sie die Vorlage für den Titel des Buches. Wir müssen oft nicht viel Zeit in Anspruch nehmen, und schon fühlen wir uns durch Yoga im Stehen oder durch kurze Atemsequenzen wieder frischer, gereinigter und aktiver. Und genau das darf diese Fantasiereise zum Ziel haben.

Sich immer wieder auf sich selbst zu besinnen und dadurch zur Ruhe zu kommen, im Grunde die Ruhe in sich selbst zu finden und sie bewusst dort zu halten, ist Frieden. Und wenn du friedlich bist, kann dich nichts mehr aus deiner inneren Ruhe herausholen. Auf diese Weise schaffst du viel mehr, und du behältst viel mehr Energie, als wenn du pausenlos durcharbeitest und abends erschöpft auf dem Sofa einschläfst.

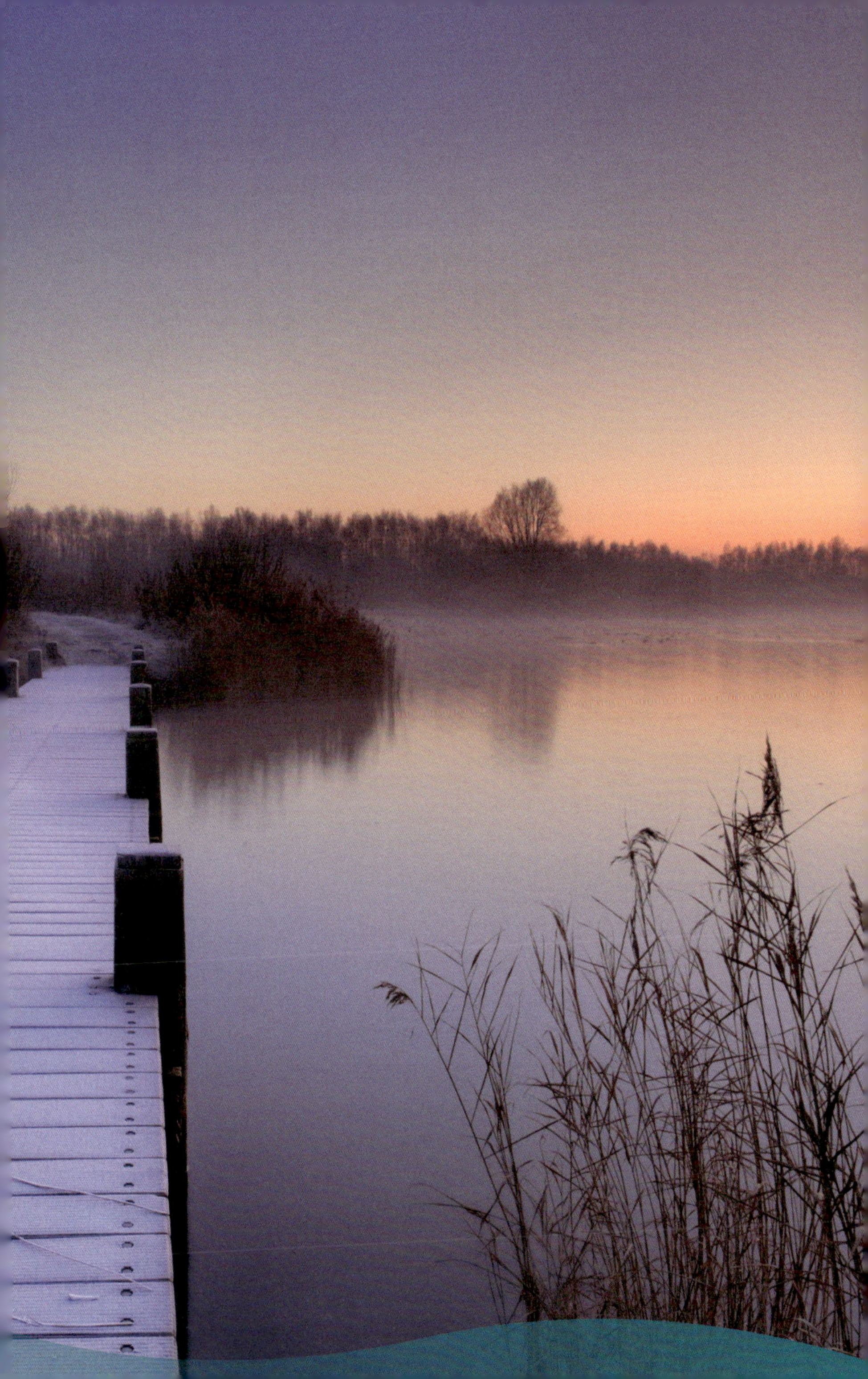

Eine Reise zur eigenen Wahrheit

Hier bekommst du die Möglichkeit, Personen aus deinem Leben alles zu sagen, was du dir sonst nicht zutraust. Die wichtigste Person, die du in dieser Meditation triffst: du selbst. Nutze die Gelegenheit, und sei wahrhaft ehrlich mit dir.

Setze oder lege dich bequem hin. Lasse alle Anspannung los, so gut es in diesem Moment geht, und atme dich nach und nach in die Ruhe hinein. Schließe dabei deine Augen. Genieße es, einfach nur Zeit für dich zu haben.

Lasse dich auf diese Reise zu dir selbst ein, mit allem, was dich ausmacht. Doch was ist es, was *dich* gerade *jetzt* ausmacht? Bist du ruhig oder unruhig, bist du ängstlich oder hoffnungsvoll, voller Erwartung oder gelangweilt? Spüre in dich hinein … Fühle dich … alles darf sein … Nimm es ganz genau wahr … Und sei aufrichtig und ehrlich mit dir selbst …

Beobachte für eine Weile ganz aufmerksam deinen Atem, wie er in dich herein und wieder hinausströmt, wie er dich füllt mit frischem Sauerstoff und Lebensenergie und danach alles mitnimmt, was dein Körpersystem nicht mehr benötigt. Durch deinen Atem wirst du rein und sauber gehalten, er macht dich lebendig …

Es kann sein, dass dich gerade jetzt ein erstes Gefühl von Dankbarkeit erreicht. Vielleicht fühlst du auch Hingabe. Lasse dich tiefer fallen beim Fühlen und Beobachten deines Atems. Stelle dir vor, wie du nach und nach immer tiefer sinkst, so, als ob du auf einem dicken, weichen Wolkenkissen durch die Luft schwebst und immer weiter ins Innere der Wolke eintauchst. Dort ist es sicher, dort bist *du* sicher, und du bist geborgen und weich umhüllt. Sie trägt dich. Sie beschützt dich.

Wie du so da liegst, fest umhüllt und gleichzeitig frei, erscheint vor deinem inneren Auge ganz langsam eine Person, die du sehr gern hast. Du fühlst sogleich die Zuneigung, auch die Liebe, die du für diese Person empfindest. Und du überlegst, was genau es eigentlich ist, was du so sehr an diesem Menschen magst. Du sammelst innerlich einige Punkte, vielleicht schreibst du sogar gedanklich eine kleine Liste …
Dann sagst du dieser Person, was du über sie denkst … Und wenn du dir nicht sicher bist, ob dieser Mensch deine Wahrheit hören möchte, dann frage sie innerlich danach: »Möchtest du meine Wahrheit über dich hören?«
Beobachte, wie leicht oder wie schwer es dir fällt, ganz ehrlich und aufrichtig zu sein. Schaue dieser Person dabei in die Augen, und versuche, den Blickkontakt die ganze Zeit über zu halten. Erlaube dir aber auch, woanders hinzuschauen, falls dir das zu schwerfällt …
Dann bedankst du dich bei dieser Person dafür, dass sie deine Gedanken und Gefühle angehört und mit dir geteilt hat, und verabschiedest dich.
Für einen kleinen Moment ruhst du dich auf deinem weichen weißen Wolkenkissen aus und spürst nach …

Dann reist du weiter, und es erscheint eine weitere Person vor deinem inneren Auge. Diesem Menschen wolltest du schon seit längerer Zeit etwas sagen, es gibt vielleicht auch eine ganze Menge, was dich stört; bisher hast du dich jedoch nicht getraut, diese Dinge an- und auszusprechen.

Du bist nervös, weil dieser Mensch dir gerade so nah ist und du jetzt die Gelegenheit hast, ganz ehrlich mit ihm zu sein …

Du nimmst dir deine Zeit, um auch für diese Person eine innere Liste vorzubereiten mit den Dingen, die du ihr schon immer einmal sagen wolltest. Was magst du an dieser Person und was nicht? Und warum ist das so? Spürst du vielleicht schon länger, dass du diesen Menschen nicht mehr so liebst oder magst wie früher und dass du dich nicht traust, die Beziehung zu beenden oder sie zumindest auf eine andere Art und Weise zu leben? Oder gibt es Dinge, die dich verletzt haben, die du diesem Menschen aber nie erklären konntest? Vielleicht fühlst du dich auch zu etwas verpflichtet in der Beziehung zu diesem Menschen und tust etwas, obwohl du es eigentlich gar nicht willst. Oder dich stören bestimmte Verhaltensweisen, bestimmte Eigenschaften, aber du hast es nie gesagt.

Fühle dich frei, etwas Positives und Schönes zu formulieren. Nimm dir deine Zeit, um dir so klar wie möglich über alles zu werden, was dir jetzt wichtig ist …

Fasse Mut, und sage diesem Menschen deine Wahrheit. Vielleicht fällt es dir dabei leichter, deine Sätze mit dieser Formulierung zu beginnen: »Ich habe Angst, dir zu sagen, dass …«

Du kannst diese Person auch vorher bitten, einfach nur zuzuhören, damit du in deinem Tempo und ohne Druck sprechen kannst. Finde deinen Weg, deine Wahrheit auszusprechen, und spüre, wie sich das anfühlt …

Wenn du alles gesagt hast, spüre genau hin, wie es jetzt in dir aussieht, in dem Wissen, aufrichtig und ehrlich gewesen zu sein … Dann bedanke dich auch bei diesem Menschen für seine Aufmerksamkeit und dafür, dass er dir zugehört und deine Gedanken und Gefühle mit dir geteilt hat.

Atme ganz bewusst ein und aus, und gib, sofern du Anspannung in deinem Körper fühlst, alles mit dem Ausatmen hinaus. Spüre die tiefe Erleichterung … Entspanne dich weiter, und spüre nach …

Nach einer Weile gehst du in Gedanken zu einer Person, die dir sehr nahesteht, und im ersten Moment bist du gespannt, welche Person das sein soll. Du schaust dafür durch die weiße, weiche Wolke wie durch ein Fenster, um ein erstes Bild von dieser Person zu bekommen. Zuerst ist dieses Bild noch unscharf, aber dann lichtet es sich immer mehr und du kannst erkennen, welche Person es ist: Du blickst in dein eigenes Spiegelbild.
Spüre genau, was sich alles in dir bewegt, wenn du in deine Augen schaust, vielleicht auch, wie schwer es für dich ist, dich wirklich anzusehen, ganz achtsam und mit deiner ganzen Aufmerksamkeit – deiner Liebe. Beginne, deine innere Liste für dich selbst zu schreiben:
Was mag ich an mir?
Was mag ich nicht so an mir?
Was kann ich gut? Womit oder mit welchen Eigenschaften bin ich sehr zufrieden?
Welche Fähigkeiten oder Talente möchte ich gern noch weiterentwickeln?

Was fällt mir eher schwer zu akzeptieren?
Welche Fehler habe ich gemacht und mir noch nicht verziehen?

Sei so ehrlich mit dir selbst, wie es dir jetzt möglich ist. Und dann halte kurz inne, und mache dich bereit, nimm all deinen Mut zusammen, und dann sage dir deine Wahrheit über dich selbst. Vielleicht beginnst du auch bei dir mit dem Satz: »Es fällt mir so schwer, mir selbst gegenüber zuzugeben, dass …« oder »Ich habe Angst, ganz ehrlich zu mir selbst zu sagen, dass …« oder »Es ist mir nahezu peinlich, das zu sagen, aber …« Und dann schaust du dich an und sprichst deine Wahrheit über dich selbst aus.
Spüre auch hier nach …
Schaue dir noch einmal bewusst in die Augen. Und dann verabschiede dich von deinem eigenen Spiegelbild.

Du lässt dich fallen in die weiche weiße Wolkenhülle und tankst dich mit ganz viel frischer Energie, mit Leichtigkeit auf, vielleicht auch mit Erleichterung. Du schwebst dahin und genießt ein ganz neues reines Lebensgefühl.

Nimm dir ganz bewusst noch die Zeit, die du jetzt brauchst, um zurückzukommen aus deiner Wolke und wieder hier in diesem Raum, in dieser Zeit anzukommen. Lasse die Augen noch geschlossen, und ruhe dich ein wenig aus, bevor du in deinen Alltag zurückkehrst.

Hintergrund und Wirkung

Was würdest du sagen, wenn ich dich frage: »Bist du immer ehrlich?« Würdest du dich als authentisch bezeichnen? Stimmt das, was du sagst und tust, mit dem überein, was du denkst und fühlst? In der Psychologie nennt man das »kongruent sein«. Diese Fragen zu beantworten, ist nicht so leicht, weil es erfordert, sich in jedem Moment zu überprüfen, ganz bei sich selbst zu sein und auch in Stille zu bleiben, bis man sich im Klaren darüber ist, was eine ehrliche Antwort oder eine authentische Handlungsweise ist.

Oft handeln oder sprechen wir zu früh und merken erst im Nachhinein, dass das, was wir gesagt haben, nicht ganz stimmig war. Oft sagen wir Dinge, von denen wir wissen, dass sie nicht ganz ehrlich sind, und doch tun wir es, vielleicht, weil wir Angst haben, den anderen zu verletzen, oder weil wir Streit aus dem Weg gehen wollen. Aber führt das zum Ziel? Fühlen wir uns wirklich gut dabei?

Ehrlich und wahrhaftig zu sein, bedeutet nicht, in jedem Moment und jedem Menschen gegenüber unser Herz offenzulegen. Aber es bedeutet, dass das, was du sagst oder tust, ganz und gar stimmig und ehrlich ist. Mit anderen Worten: Ja zu sagen, wenn du Ja meinst, und Nein zu sagen, wenn du Nein meinst. Vielleicht auch, zu sagen, wenn es dir schwerfällt, wirklich ehrlich zu sein. Dann bist du kongruent.

Die Voraussetzung dafür ist, dass du all deine Anteile kennst und zu akzeptieren gelernt hast. Dazu gehören sicher auch ungeliebte Anteile, wie zum Beispiel das bedürftige oder trotzige Kind in dir.

Wahre Liebe

Gehe an den Ort in deinem Inneren, an dem deine Liebe lebt. Lasse dich von ihr durchströmen, und nimm in Liebe alles an, was gerade ist – bedingungslos.

Nimm dir etwas Zeit, und versichere dich, dass du wirklich Ruhe für dich hast. Ruhe, um ganz bei dir anzukommen, ohne damit rechnen zu müssen, dass von außen eine Erwartung an dich gerichtet wird. Du musst jetzt nichts tun, außer dich von all den Rollen, die du bis gerade eben noch wahr- und eingenommen hast, zu lösen. Rollen wie die der Mutter oder Tochter oder des Arbeitnehmers oder Chefs, der Freundin oder des Verkehrsteilnehmers. Rollen, die immer mit bestimmten Mustern, Erwartungen und Regeln verbunden sind und die wir alle oft einhalten, ohne uns dieser bewusst zu sein. Wir tun es einfach, ohne darüber nachzudenken.
Das alles ist jetzt gerade nicht nötig. Die einzige Erwartung – im Grunde ist es ein Angebot – ist, dass du nichts tust und nur ganz präsent im Augenblick bist. Verweile in diesem Augenblick … Schließe deine Augen, und richte die Aufmerksamkeit auf deinen Atem. Verändere ihn noch nicht bewusst, es sei denn, es passiert automatisch.
Dann vertiefe deinen Atem so, dass die Bauchdecke sich beim Einatmen hebt und beim Ausatmen senkt. Fülle dich und deine Lungen, so tief es dir jetzt möglich ist, mit Luft. Und gib dann wieder alles ab.

Genieße den Rhythmus deiner Atmung, und spüre, wie sie dich nach und nach immer ruhiger werden lässt und dich in deinen inneren Seelenbilderraum geleitet. Öffne dich für die Bilder, die jetzt vor deinem inneren Auge entstehen. Vielleicht bist du schon an einem Ort angekommen, an dem du dich wohlfühlst, vielleicht stehst du auch noch vor einer Tür, die dich in deine Seelenwelt führt, wenn du sie aufmachst. Es ist ganz einfach, du musst nur den Griff in deine Hand nehmen und die Tür einen Spalt öffnen. Tritt ein, und schließe die Tür hinter dir – und schon bist du mittendrin im Zuhause deiner Seele.
Gehe weiter hinein in diesen inneren Raum. Was siehst du? Was hörst du? Wie fühlt er sich an? Nimm alles ganz genau wahr … es ist dein Seelenzuhause. Hier bist du sicher. Vielleicht bist du das erste Mal so richtig bewusst hier.
Dieses Seelenzuhause kann alles sein. Es muss kein Haus sein, vielleicht bist du in einem Garten, an einem langen Sandstrand oder in einem schönen Wald. Es ist dein Seelenzuhause, und hier ist alles möglich. Ganz gleich, wie es bei dir aussieht, du spürst gleich, dass du dich hier fallen lassen kannst. Alles wirkt so harmonisch, idyllisch und friedlich …

Und obwohl du allein dort bist, fühlt es sich nicht so an. Du bist Teil eines großen Ganzen an diesem, deinem Ort. Langsam bekommst du eine Ahnung davon, wie es ist, sich wie im Paradies zu fühlen: Alles ist da, nichts fehlt, und Wünsche erfüllen sich, bevor du sie überhaupt bewusst gewünscht hast. Du empfindest keine Erwartungen, auch keinen Mangel an irgendetwas, im Gegenteil, du fühlst dich erfüllt, und dieses Erfüllt-Sein hat keine Grenzen in dir. Es fühlt sich einfach

nur schön an. Du bemerkst, dass du dich und dieses Gefühl gar nicht mehr voneinander trennen kannst. Du selbst bist zu diesem intensiven und tiefen Gefühl geworden. Es füllt dich ganz aus und geht sogar noch über dich hinaus. Dieses Gefühl lässt sich mit nur einem Wort benennen: Liebe!
Und du spürst, wie dankbar du bist, diesen Ort in dir gefunden zu haben und sicher zu sein, was wahre Liebe ausmacht und wie wahr Liebe sich anfühlt. Sie *ist* einfach – und sie ist *einfach*. Es gibt nichts, was Liebe nicht ist.
Und du entscheidest dich, dieses innere Wissen mitzunehmen, wenn du gleich diesen inneren Ort wieder verlässt. Du gehst den gleichen Weg zurück, auf dem du hergekommen bist. Komme wieder zu der Tür, durch die du hereingekommen bist, öffne sie, und tritt hindurch. Schließe sie wieder zu in dem Wissen, dass du jederzeit hierher zurückkommen kannst.

Komme in deinem Tempo wieder im Hier und Jetzt an, in diesem Raum, in dieser Zeit. Werde dir deines Körpers bewusst, öffne deine Augen, und gönne dir noch ein wenig Ruhe, bevor du in deinen Alltag zurückkehrst.

Hintergrund und Wirkung

Wer liebt, ist glücklich! Dem stimmst du sicher zu. Oft assoziieren wir Liebe mit dem ersten Gefühl des Verliebtseins, Schmetterlinge im Bauch zu fühlen und die ganze Welt umarmen zu wollen: Ja, wir sind glücklich, wenn wir jemanden oder etwas gefunden haben, der oder die oder das dieses Gefühl in uns auslöst. Aber Lieben, das ist noch mehr, als verliebt zu sein. Es bedeutet, jemanden oder eine Situation ganz anzunehmen, sogar mehr als zu akzeptieren, möglicherweise als einen Teil vom Leben zu sehen, von dir selbst!

Denke einmal an Ehepaare, die goldene Hochzeit feiern. Sie werden oft gefragt, wie sie es geschafft haben, ihre Liebe so lange zu leben und aufrechtzuerhalten. Sie antworten in der Regel: »Wir sind ehrlich miteinander, wir akzeptieren die Macken des anderen, wir streiten auch mal, aber vertragen uns wieder. Jeder hat seinen Freiraum und seine eigenen Hobbys, aber es gibt eine größere gemeinsame Schnittmenge. Wir verstehen uns einfach und sind aufeinander abgestimmt. Jeder sieht den anderen als Gesamtpaket mit Stärken und Schwächen, mit tollen Seiten und weniger guten, und doch gehört alles zusammen und wird als Gesamtheit geliebt, weil es das eine ohne das andere nicht gibt.« So wachsen sie zusammen und werden immer mehr eins. Sie sehen den anderen auch als einen Teil von sich selbst.

Das ist die Aufgabe, wenn du dich der Herausforderung wahrer Liebe stellen willst. Alles zu lieben, unabhängig von der Beschaffenheit, von Reichtum oder Armut, Jugend oder Alter, Krankheit oder Gesundsein, Verheiratet- oder Getrenntsein, unabhängig davon, Kinder zu haben oder nicht, Erfolge zu feiern oder aus Misserfolgen zu lernen, Täter zu sein oder Opfer. Alles gehört zum Leben dazu. Wenn du es liebst, bist du zu wahrer Liebe fähig und im Frieden mit allem, was ist.

Hingabe und Erlösung

Lerne in dieser Meditation, dich mit einem Problem, einer Sache, die du schon lange verdrängst und vor dir herschiebst, auseinanderzusetzen. Gib dich dem Thema ganz hin, und übernimm die Verantwortung. Wenn du dich ganz darauf einlässt, wirst du auch Lösungen finden.

Entscheide dich, die nächste Zeit ungestört nur mit dir zu verbringen. Mache es dir bequem, und versichere dich, dass du nicht gestört wirst. Atme dich Atemzug für Atemzug zu dir und deiner Ruhe. Wenn du dich noch zu unruhig oder verspannt fühlst, dann registriere es, drücke es nicht weg, sondern atme genau dorthin, wo die Verspannung sitzt, wo du deine Unruhe lokalisierst.
Atme tief ein, ganz langsam und doch bewusst und zielstrebig, und atme ein wenig langsamer wieder aus. Es kann dir helfen, bei der Einatmung bis vier oder sechs zu zählen, und bei der Ausatmung von sechs oder acht herunter, bis du alles ausgeatmet hast und wieder einen neuen Atemrhythmus beginnst. Wiederhole diese bewusste Atmung einige Male, und spüre, wie du dich damit tiefer in die Entspannung hineinatmen und dich fallen lassen kannst. Du liegst weich auf deiner Unterlage, du fühlst dich getragen und sicher.

Nichts ist jetzt erforderlich, lasse dich einfach nur fallen, und liege gleichzeitig fest und sicher auf deiner Unterlage. Spüre und lasse zu, dass deine Körpergrenzen immer breiter und weiter werden. Nimm immer mehr Raum ein, und entspanne dich vollkommen. Spüre immer mehr Ruhe und Weite in dir … Du bemerkst, dass du weicher wirst, ganz weich im Herzraum im Brustbereich … Du fühlst dich freier …

Jetzt, da du dich weich, sicher und frei fühlst, weißt du, dass du es wagen kannst, ein Thema aus deinem Inneren hervorzuholen, das dich schon lange immer wieder beschäftigt, über das du grübelst, mit dem du unzufrieden bist und für das du bisher keine Lösung gefunden hast. Es kann eine unbefriedigende Art der Beziehungsgestaltung sein, eine Unzufriedenheit mit deinem Job, aber auch etwas ganz Grundsätzliches. Vielleicht weißt du gleich, was dein Thema ist, oder du brauchst einige Sekunden der Hingabe für das, was sich jetzt in deinem Inneren zeigen will. Und es darf sein, dass es ein wenig braucht, bis du dich entscheiden kannst, dich diesem Thema jetzt zu widmen, weil es sich möglicherweise schmerzhaft anfühlt und immer wieder neue und unangenehme Gefühle in dir auslöst. Bisher hast du das Thema oft mehr oder weniger erfolgreich verdrängt oder zu unterdrücken versucht. Nun entscheidest du dich, ihm deine ganze Aufmerksamkeit zu widmen.

Und schon ist es da, vor deinem inneren Auge, und du spürst es auch in deinem Herzaum. Es wird von vorwiegend unangenehmen Gefühlen begleitet, von anstrengenden Gedanken und dem Impuls, es nicht haben zu wollen, oft auch mit Fragen wie: »Warum gerade ich? Warum kann ich nicht einfach glücklich sein? Andere sind es doch auch! Andere haben es viel leichter als ich!« Oder: »Ich will dieses Problem, dieses Thema nicht haben.«

Spüre alles, was sich jetzt in dir zeigt, nachdem du dieses Thema eingeladen hast. Du bleibst in deiner Bereitschaft, dich diesem intensiven Thema zu widmen. Du weißt, dass es bisher für dich unlösbar war, weil es sonst nicht mehr diese Intensität hätte, und du entscheidest dich dafür, dass es auch für den Moment erst einmal unlösbar bleiben darf. Es ist einfach, wie es ist. Mit allem, was es jetzt gerade an Gefühlen und an Intensität mit sich bringt.

Und du erinnerst dich wieder an deine Atmung … Atme tief ein und doppelt so lange aus, immer weiter, und in genau dieses Thema hinein, ohne es verändern oder verdrängen zu wollen. Atme ein auf eins, zwei, drei, vier, und atme aus auf acht, sieben, sechs, fünf, vier, drei, zwei, eins … Schenke diesem Thema deine ganze Atemluft.
Du sinkst in es hinein und spürst gleichzeitig auch die Impulse, an etwas anderes denken zu wollen … Bringe deine Aufmerksamkeit dann immer wieder zu deinem Thema zurück.
Du schwebst auf deiner Themenwolke. Eigentlich ist es ein schönes Gefühl, sich ganz deinem Problemthema hinzugeben. Vollkommen, ohne eine Lösung erzwingen zu wollen.
Es fühlt sich so an, als würdest du fallen, als würdest du schwebend fallen, wie eine Feder, die sich einfach dem Luftstrom hingibt. Sie fragt sich nicht, ob sie irgendwann auf dem Boden aufkommen wird, sie schwebt einfach dahin.

Auch du bleibst in diesem »Sich-fallen-lassen-Gefühl« … Noch nie hast du so viel von dir in dieses Thema hineingegeben … Und es fühlt sich gut an.

Du spürst, dass sich die Bedeutung deines Themas für dich verändert. Du beginnst, es zu mögen, in seinem einfachen Sein. Es darf sein. Es gehört zu dir. Du *bist* es.
Du gewinnst an Vertrauen … Und dir wird klar, dass dein Vertrauen zunimmt, je mehr du dich diesem, deinem Thema hingeben kannst. Und das tust du.

Und plötzlich steigt noch ein anderes Gefühl in dir hoch – eine Gewissheit, dass sich dein Thema zu gegebener Zeit lösen wird. Vielleicht weißt du noch nicht wie, aber du weißt, dass es geschehen wird. Selbst wenn die Lösung auch nur sein wird, dass du lernst, mit diesem Thema gut zu leben.
Wie auch immer es sich jetzt für dich darstellt, du bist dir sicher, dass es sich für dich gut entwickelt. Denn das tut es bereits. Und du bist erleichtert. Du fühlst dich frei, befreit von einer Last, die du so lange mit dir herumgetragen hast, ohne dass du es wolltest. Und du spürst eine Weite in dir und genießt sie.
Alles darf sein, und du weißt auch, dass du dich durch deine Hingabe mit allem anfreunden kannst. Und dadurch wird es dir zum Freund. Dankbarkeit steigt in dir auf … und du lässt sie immer größer werden – du *bist* Dankbarkeit.

Du kommst langsam wieder zurück auf deine Unterlage. Du fühlst, wie du einfach so da liegst, in tiefer Dankbarkeit. Du spürst deinen Körper, den Raum, in dem du liegst, und wirst dir nach und nach der Gegenwart bewusst. Schenke dir noch ein wenig bewusste Zeit, um für dich nachzuspüren …

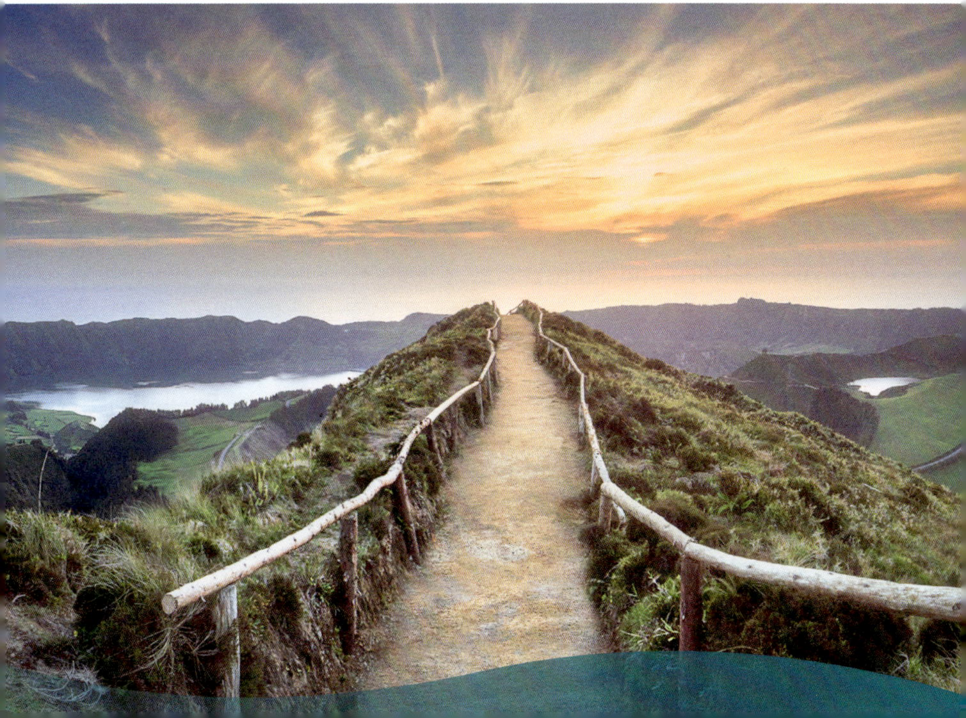

Hintergrund und Wirkung

Wir alle kennen Situationen, aus denen wir nicht mehr herauskommen, sind mitten in einer Lebenslage, einem Thema, die/das wir nicht wollen. In solchen Momenten durchlaufen wir mehrere Stadien: Zunächst sind wir in einer Art Schockzustand, dann kämpfen wir innerlich dagegen an. Jeder auf seine Weise. Schnell merken wir, dass das auch nicht weiterführt. Eventuell sind wir dann eine Weile handlungsunfähig. Dann beginnt das allmähliche Anfreunden mit der Situation, die wir ohnehin gerade nicht ändern können. Und so sind wir ganz im Jetzt angekommen.
Das ist wichtig, weil im Jetzt alles die Intensität verliert, die etwas durch unsere Ablehnung bekommt, weil wir es mit vielen negativen und ängstlichen Gedanken aufgeladen haben. Es ist dann, wie es ist. Und uns bleibt nichts anderes übrig, als uns dieser Lebenslage ganz hinzugeben.
Manche Menschen kämpfen über lange Zeiträume gegen dieses Hingeben an, sie verdrängen, verleugnen, kämpfen, ignorieren – manche ihr Leben lang. Und andere entscheiden sich dafür, die Verantwortung für ihr Thema, ihre Situation, ihr Leben zu übernehmen. Sie geben sich ganz hin. Und genau das ist das Entscheidende: sich hinzugeben, alles zu akzeptieren, die Situation zu erforschen und aufmerksam zu sein. Alles verstehen, alles sehen zu wollen.
Und beizeiten stellt sich eine Lösung ein, vielleicht eine, die man nicht erwartet hat. Das ist zu dem Zeitpunkt oft auch gar nicht mehr wichtig, weil die wichtigste Lösung bereits die völlige Akzeptanz des Themas, die Hingabe, war.

Endlich Unendlichkeit

In dieser Meditation wird das Thema »Hingabe« aus einem anderen Blickwinkel betrachtet – es wird das thematisiert, wovor viele die größte Angst haben – unsere Endlichkeit. Lerne Hingabe an dein Leben, ohne dich von der Angst vor dem Tod ausbremsen zu lassen.

Wir sind mehr als unser endlicher Körper. Wenn uns das bewusst ist, müssen wir keine Angst mehr vor dem Tod haben. Und im Grunde ist es die Aufgabe jedes Menschen, dies zu Lebzeiten zu erkennen. Ein Anfang ist es, sich das Ziel zu setzen, sein Leben in jedem Moment zu leben und nichts von dem, was man will, hinauszuschieben. Wer ein erfülltes Leben gelebt hat, der kann sich auch entspannt aus diesem Körperhaus verabschieden.

Schließe deine Augen. Komme an – bei dir, im Augenblick. Spüre hinein in das, was jetzt da ist. Und jetzt. Denn das Jetzt ist so flüchtig, und wenn du ganz aufmerksam hineinspürst, ist es auch schon wieder vorbei, und ein neues Jetzt ist da. Wie flüchtig ist der Augenblick, wie lange kannst du ihn halten, wie lange kannst du ihn aufmerksam wahrnehmen? Spüre hinein, in diesen Moment …

Wie fühlt sich dein Körper an? Versuche, ihn in seiner Gesamtheit wahrzunehmen, spüre, was ihn ausmacht. Woher weißt du, wo die Grenzen deines Körpers sind – gerade wenn du deine Augen geschlossen hast? Und wie fühlt sich dein emotionaler Körper an? Welches Gefühl kannst du jetzt gerade wahrnehmen? Versuche, nichts wegzudrängen, was eigentlich gefühlt werden möchte, sondern alles da sein zu lassen, was da ist, auch Unangenehmes. Welches Gefühl zeigt sich? Und wie intensiv kannst du es fühlen? Wie lange bleibt es? Wann kommt das nächste? Wie lange ist die Pause dazwischen? Wie ruhig oder unruhig ist dein Geist?

Versuche, deine Gedanken aus der Position eines Beobachters zu lesen, als würden sie in einem Buch stehen. Ein Gedanke pro Seite. Den liest du, und dann blätterst du ganz langsam um, und erst auf der nächsten Seite steht ein neuer Gedanke. Wie lange ist die Pause beim Umblättern der Seiten? Wie lange ist der Augenblick ohne Gedanken? Wie lange ist die Ewigkeit?

Richte deine Aufmerksamkeit auf deine Atmung, und vertiefe sie nach und nach ganz bewusst. Atme in den Bauch hinein, sodass sich die Bauchdecke hebt, und atme aus, sodass sich die Bauchdecke spürbar absenkt. Richte deinen Geist auf deine Atmung aus, und praktiziere einige Atemzüge lang.
Fühle, wie du dich mit jedem Atemzug tiefer fallen lassen kannst, wie schön es sich anfühlt, mit jeder Ausatmung loszulassen: die Anspannung, die schweren Gedanken, die Last, die auf deinen Schultern liegt.

Nun wage es, dich auf ein Thema einzulassen, das du womöglich am liebsten nicht wahrhaben möchtest: deine Endlichkeit. Vielleicht erschreckt dich das Thema, vielleicht spürst du auch den Impuls, dich nicht darauf einlassen zu wollen. Auch das darf sein. Gehe ganz hinein in das Gefühl, das du jetzt am stärksten in dir spüren kannst …
Fühle es! Und atme, so gut es geht, in dieses Gefühl hinein. Ist es Angst? Dann fühle sie! Auch wenn es ein anderes Gefühl ist, vielleicht Ablehnung oder Unsicherheit, fühle es. Erforsche es. Wie sieht es aus? Welche Farbe hat es? Was sagt es dir? Vielleicht sagt es, dass du noch so viel vorhast, noch so viele Dinge nicht getan hast, so viel noch nicht erlebt hast und so viele Gefühle noch nicht gefühlt hast. Höre dir alles an! Bis es ruhiger wird in dir.

Spüre den Moment, und versuche, dich ganz auf dieses Jetzt auszurichten.
Du spürst, wie du da liegst.
Du spürst, wie dein Herz schlägt.
Du spürst, wie du atmest.
Du spürst, dass jetzt gerade alles in Ordnung ist.
Du spürst: Du bist entspannt.

Dann gehe auf eine kleine Zeitreise zu dem Moment, an dem dein Leben zu Ende geht – auch wenn du den genauen Zeitpunkt noch nicht kennst. Es fällt dir vermutlich schwer, anzuerkennen, dass es diesen Zeitpunkt überhaupt gibt, aber im Grunde weißt du: Irgendwann ist dein jetziges Leben zu Ende. Und an diesen Punkt begibst du dich jetzt ganz vorsichtig und nur in Gedanken …

Und du kommst an. Du siehst dich, spürst, wie du auf dem Sterbebett liegst, und es ist gar nicht so schlimm, wie du vielleicht befürchtet hast. Denn es scheint dir gut zu gehen. Und auch auf den zweiten Blick kannst du nichts anderes finden als das, was du eben schon wahrgenommen hast: Es geht dir gut. Vielleicht wirst du jetzt innerlich unruhig, weil du nicht verstehen kannst, warum du zu dem Zeitpunkt deines Lebensendes so ruhig daliegst, ohne dagegen ankämpfen oder dich wehren zu wollen. Du bist so friedlich in diesem letzten Moment. Für dich ist das zum jetzigen Zeitpunkt unverständlich. Es scheint etwas passiert zu sein, von dem du noch nichts weißt. Vielleicht etwas, was du bis dahin getan hast – etwas, was schon lange auf deiner Lebensliste steht, was du aber bisher nicht verwirklicht hast, weil du dachtest, dafür noch genug Zeit zu haben. Oder ist es noch mehr als *»nur etwas getan zu haben«* – ist es das Abbiegen auf oder Entscheiden für den Weg, der deiner ist? Das Leben deiner Lebensaufgabe? Das »Erfüllung finden« in dem, was du tust? Weißt du schon, was dich ganz ausfüllt?

Es ist gar nicht schlimm, wenn du auf diese Frage noch keine schlüssige Antwort hast. Denn die Bilder von deinem letzten Moment in diesem Leben haben dir vermittelt, dass du es schaffen wirst, zufrieden und in Frieden mit deinem gelebten Leben zu sein. Und das allein macht dich viel ruhiger und ausgeglichener. Es ist, als ob ein Teil dieses Friedens bereits jetzt in dir angekommen ist. Und du fühlst dich erfüllt, weil sich etwas in dir erfüllt hat. Ein Versprechen, das du dir selbst vor langer Zeit gegeben hast und das jetzt eingelöst wurde. Vielleicht erinnerst du dich gerade nicht, was das für ein Versprechen war – das macht nichts. Es war ein Versprechen, in dem es um deine Lebensaufgabe, dein Lebensziel ging. Und jetzt bist du ihm nähergekommen. Es fühlt sich ein klein wenig an, als würdest du unendlich sein, weil dich die Endlichkeit dieses Lebens jetzt nicht mehr so erschrecken kann.

Nun löse dich ganz bewusst von diesem letzten Zeitpunkt in deinem Leben, und nimm mit, was du an Erkenntnissen für dich gewonnen hast. Komme wieder in deinem Jetzt an, spüre deinen Körper, deinen Atem, den Raum, in dem du dich befindest, und öffne die Augen. Nimm dir so viel Zeit, wie du brauchst, um wieder gut und ausgeglichen in deinen Alltag zurückzukehren. Wenn du möchtest, kannst du deine Erkenntnisse in einem Tagebuch notieren.

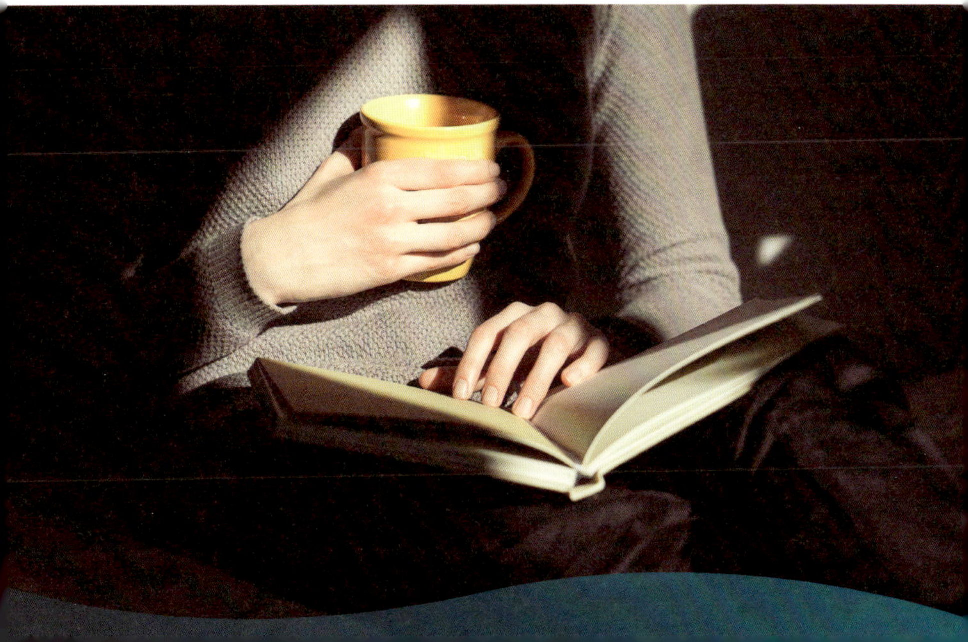

Hintergrund und Wirkung

Im Yoga wird die Angst vor der Endlichkeit als das schwierigste Hindernis auf dem Weg zur Erleuchtung gesehen. Warum fürchten sich so viele Menschen vor dem Tod? In der Regel, weil sie Angst davor haben, nicht mehr die Freuden zu erleben, die sie mit dem Leben verbinden.

Patanjali, der Verfasser des Yogasutras, formuliert diese Angst vor dem Tod (Sanskrit: *Abhinivesha*) auch als Lebensdurst, als das instinktive Festhalten am weltlichen Leben und an körperlichen Freuden und als die Furcht, durch den Tod von all dem abgeschnitten zu werden.
Dazu gehört möglicherweise auch, dass wir uns etwas vorenthalten bzw. etwas aufschieben, was wir eigentlich jetzt am liebsten tun oder erleben möchten oder noch nicht intensiv genug erlebt haben. Vielleicht aber auch, dass wir etwas ersehnen, von dem wir denken, dass wir es unbedingt brauchen, um in diesem Leben glücklich zu sein, etwas, was wir nicht verpassen möchten, weil wir glauben, dass nach dem Tod alles vorbei ist.

Diese Angst steht uns oft im Weg und hindert uns daran, im Hier und Jetzt bereits glücklich zu sein, ohne dieses Glück an irgendwelche Bedingungen zu knüpfen oder zu glauben, dass Glück nur in einer ganz bestimmten Verkleidung (das, was du darunter verstehst) zu uns kommt.

Solange die Ursachen für diese Angst und für das daraus erzeugte Leid nicht erkannt und unter Kontrolle gebracht werden, gibt es keinen inneren Frieden. Daher sollten wir lernen, die Vergangenheit zu vergessen, nicht an die Zukunft zu denken und nur in der ewigen Gegenwart zu leben, so sagt es Patanjali.

Die Angst kann aber auch ein Hinweis darauf sein, dass du das Wesentliche für dich noch nicht gefunden hast, nämlich, dass du *dein Leben* zu 100 % lebst. Dass du deine Lebensabsicht kennst – die Aufgabe, die du in dieses Leben mitgebracht hast. Das muss nichts Großes sein, im Gegenteil, es ist eher das Erkennen dessen, wozu uns unser Leben auffordert: Vielleicht sind es einfache oder körperliche Arbeiten, die zu tun sind, wie den Haushalt zu führen oder ein Handwerk auszuüben, das Studieren einer Wissenschaft oder das Weitergeben und Lehren von Wissen. Und wenn du das mit deiner ganzen Freude und Hingabe tust, dann spielt Endlichkeit keine Rolle, weil du im jeweiligen Moment Unendlichkeit spürst – das Gefühl, das sich einstellt, wenn du ganz im Moment versinkst.

Anregungen, wie du diese Lebensaufgabe erkennst, kannst du in der Meditation »Deine Gabe« auf Seite 100 finden.

Deine Gabe

Erinnere dich an deine Kindheit und an deine Gaben, die du damals noch ohne Einschränkungen einfach ausleben konntest. Dann findest du auch das, was dich erfüllt – deine Berufung. Verbinde dich mit deiner Lebensaufgabe.

Nimm dir Zeit für deine Entspannung. Sieh sie als Geschenk, nicht nur als Mittel, um wieder kraftvoll durch den Tag oder das Leben zu rennen. Versuche, diese Zeit der Entspannung als das zu sehen, was jetzt gerade nötig und wichtig ist. Eine Zeit, die alles beinhaltet und in der du auch alles finden kannst, was für dich wichtig und wertvoll ist. Nicht mehr. Aber auch nicht weniger. Lasse dich darauf ein, immer mehr Anspannung loszulassen und dich mit jeder Ausatmung tiefer in deine Unterlage hineinsinken zu lassen. Schließe deine Augen. Es fühlt sich schön an, nichts tun zu müssen, als dich immer weiter zu entspannen.

Du hast bereits jetzt das Gefühl, zu schweben. Du fühlst dich wie eine Feder in der Luft, die in Richtung Boden schwebt: leicht, luftig und rein, als ob du durch dieses »Durch-die-Luft-Schweben« gleichzeitig immer klarer und reiner wirst.
Du spürst, dass du einfach sein kannst.
Dieses Gefühl erinnert dich an etwas. Du kennst es. Es mag lange her sein, und doch erinnerst du dich: Als Kind hast du eine Sache sehr gern und oft getan. Immer wenn dir langweilig war,

hast du das am liebsten getan. Es ging dabei gar nicht um das Ergebnis, sondern um das Tun an sich – *du warst dieses Tun.* Vielleicht siehst du dich in einer ganz bestimmten Situation, in einer Werkstatt bei deinem Opa oder im Wald mit deinem Vater, im Gespräch mit deiner Oma, oder auch ganz allein mit dir und deinem Malkasten. Lasse dich von diesen Beispielen nicht ablenken, sondern inspirieren, und bleibe bei deinen eigenen Bildern.
Und auch wenn du dich noch nicht genau erinnern kannst, was es denn war, was du als Kind so gern getan hast, weißt du, wie es sich angefühlt hat … Du warst eins mit deiner Tätigkeit, du warst davon erfüllt, und du hast an nichts anderes mehr gedacht, auch nicht an dich selbst. Du warst eins mit deinem Sein …

Es ist nicht wichtig, was genau es war, es muss auch nichts Großes sein, aber das ist es, was dich erfüllt und was du richtig gut kannst. Weißt du, was es war? Wenn du noch nicht sicher bist, können dir folgende Fragen helfen: Wen oder was hast du als Kind am meisten bewundert? Mit wem wolltest du dich am liebsten treffen? Wohin hat es dich schon immer gezogen? Spüre nach …

Manchmal dauert es lange, sich zu erinnern, weil wir schon als Kind gelernt haben, das zu tun, was andere gut und richtig finden, und nicht unseren ureigenen Fähigkeiten und Talenten gefolgt sind. Und das sollte in dem Moment so sein. Jetzt aber ist es nicht mehr wichtig. Wichtig darf jetzt sein, dass du dir selbst wieder auf die Spur kommst. Und vielleicht bedeutet das, dass du auf deinen ganz eigenen Weg zurückkehrst.

Erinnere dich! Deine Sehnsucht wird dich führen. Lasse dich auf diese innere Führung deiner Sehnsucht ein. Wonach hast du schon immer gesucht? Nimm diese Frage mit in dein tägliches Leben, indem du dich in jedem Moment achtsam beobachtest. Ganz gleich, was du tust, frage dich, ob du mit deinem ganzen Wesen dabei bist. Manchmal ist dafür nur eine bewusste Entscheidung erforderlich. Eine Entscheidung, die dich zu dir führt.

Komme mit diesem Gefühl des »Geleitet-Werdens« langsam wieder zurück ins Hier und Jetzt. Vielleicht wirst du deinen Alltag in der Zukunft achtsamer wahrnehmen. Und auch dafür darfst du dich entscheiden. Atme bewusst und tief ein und wieder aus, öffne in deinem Tempo deine Augen, und bringe Spannung in deinen Körper, indem du dich ganz bewusst reckst und streckst.

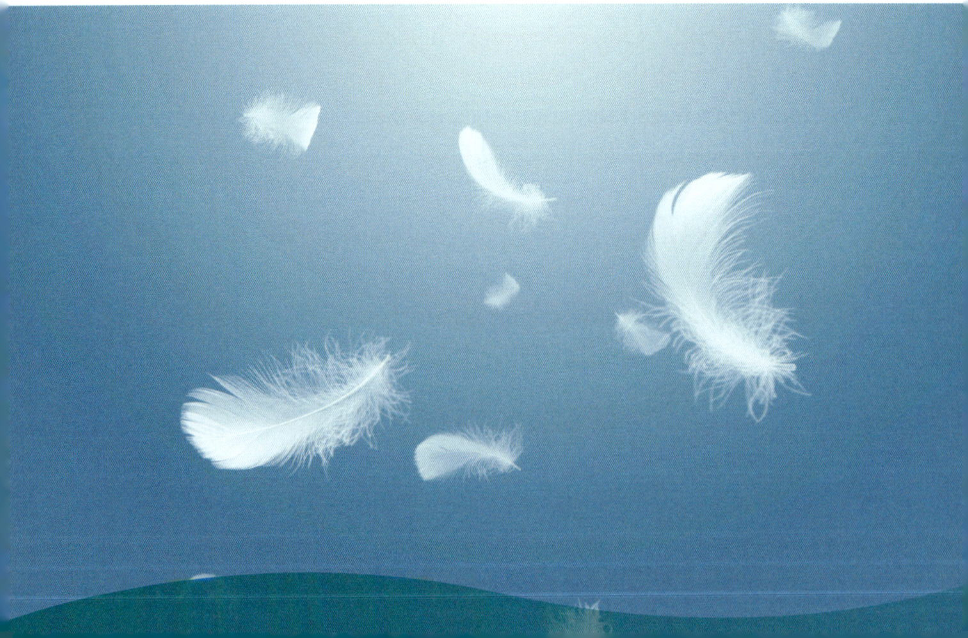

Hintergrund und Wirkung

Im Yoga wird die eigene Berufung *Dharma* genannt. Darunter verstehen wir in unserem westlichen Sinne zwar eher den Beruf, gemeint ist jedoch das, was unter Beruf wirklich zu verstehen ist, das, was das Wort auch beinhaltet: Es geht um den inneren Ruf, den Sinn deines Lebens. Wenn du dir nicht sicher bist, was genau dein Dharma ist, deine Lebensaufgabe, können dir die folgenden Fragen helfen:

Was tue ich am liebsten?

Was kann ich am besten?

Wo zieht es mich hin?

Wobei oder wann vergesse ich die Zeit?

Wobei fühle ich mich erfüllt?

Welche ist die beste Version meiner selbst?

Für die Hindus ist die Erfüllung des Dharma das oberste Lebensziel. Um dieses zu erkennen, orientieren sie sich an der eigenen Tradition, an ihren Vorfahren und auch der Anleitung eines Gurus. Die Beachtung des Dharmas ist für sie eine Voraussetzung für eine gute persönliche Entwicklung. Für sie hängt ihr Karma von der Erfüllung des Dharmas ab.
Das bedeutet für dich, dass du an den Wirkungen erkennst, ob du auf deinem Weg unterwegs bist. Fühlst du dich wirklich erfüllt und zufrieden? Führt dich dein Weg zu einem Gefühl von Frieden? Denn in der Regel ist es Unzufriedenheit, die uns weitersuchen und nicht zur Ruhe kommen lässt.

Es kann sein, dass deine Lebensaufgabe nur aus der Erfüllung von Pflichten im Haushalt besteht. Lasse dich also nicht durch die Vorstellung verleiten, dass die beste Version von dir selbst darin besteht, dass du als Prinzessin im goldenen Palast wohnst und dein Prinz dir alle Wünsche von den Augen abliest. Wahrscheinlich würde es dir auch auf die Dauer langweilig werden, und erfüllt würdest du dich dadurch auch nicht fühlen. Dein Ziel ist es, herauszufinden, was das Leben *für dich* vorgesehen hat.

Pusteblumen

Diese Meditation ist eine Einladung an dich, mit dem Gefühl der Leichtigkeit einen Blick auf die Schöpfung zu werfen – auf ihr immer wiederkehrendes Kommen und Gehen.

Lege dich entspannt auf eine Unterlage, und breite deine Arme und deine Beine ganz weit aus. Das signalisiert deinem Körper, dass er jetzt loslassen und entspannen darf. Auch deine Gedanken dürfen jetzt zur Ruhe kommen, und du entscheidest dich bewusst, dir diese Ruhe zu schenken. Alles, was gerade eben noch wichtig war, gibst du in deine Ausatmung und lässt es aus deinem Körper hinausströmen – alles, was aus der Vergangenheit stammt oder in der Zukunft liegt und dich bereits jetzt beschäftigt. Es ist jetzt nicht wichtig. Mit jeder Ausatmung sinkst du tiefer in die Entspannung und lässt los.

Lasse dich auf diese Reise ein – lasse dich führen, und folge den Bildern, die in dir entstehen, die dich wie auf sanften Schwingen in deine Zeit der Innenschau gleiten lassen.
Vor deinem inneren Auge erscheint eine Wiese, ein ganz weites, großes Feld voller wild gewachsenen Grases. Im Hintergrund stehen Bäume, die diesem Bild einen malerischen Rahmen geben. Die Luft ist angenehm warm, und ein leichter Wind weht, der das Gras in sanfte Schwingungen versetzt und es wie die Wellen eines Meeres wogen lässt.

Du siehst, dass in der Luft viele Samen von Pusteblumen fliegen, die wie kleine weiße Fallschirme aussehen. Der ganze Raum über der Wiese ist mit diesen kleinen Fallschirmen gefüllt, und einige kitzeln dich auf deiner Haut. Sie schweben umher und lassen sich vom Wind tragen. Keiner von ihnen weiß, wann er den Boden erreichen und ob er als Samen für eine neue Blume Wurzeln schlagen wird. All diese kleinen Fallschirme tun einfach, was ihre Bestimmung ist: Sie lassen sich vom Wind zu ihrem Schicksal führen.
Nimm wahr, was diese Worte in dir auslösen …

Gehst du mit Leichtigkeit durch dein Leben? Oder fällt es dir eher schwer, die Dinge leicht zu nehmen, die sich in deinem Leben ereignen?

Stelle dir vor, dass du selbst einer dieser kleinen Pusteblumen-Fallschirme wirst: Du wächst als Löwenzahn auf einer Wiese, und nach einiger Zeit entwickelt sich in dir eine schöne gelbe Blüte. Du erblühst und strahlst dein Leben in diesem Gelb hinaus. Nach einer Weile verblasst das Gelb, auch der Saft in der Blüte nimmt ab, und du wirst leichter und luftiger. Plötzlich erfasst ein Windstoß deine Samen, und du fliegst immer höher in die Luft hinauf und verlässt zum ersten Mal dein Zuhause. Fühlst du Abschiedsschmerz? Oder Neugier auf das, was kommt? Wie fühlt es sich an, in der Luft zu schweben? Beschäftigst du dich mit der Frage, wo du landen wirst?

Vielleicht kannst du deine menschliche Identität bei dieser Vorstellung nicht ganz aufgeben, und du bemerkst, wie viel schwerer es dir in der Wirklichkeit fällt, nur in einem Moment zu sein, ohne ihn zu bewerten – so wie die Pusteblume. Vielleicht hast du aber auch eine Ahnung von der Leichtigkeit bekommen, die das Leben hat, wenn du nichts hinterfragst, wenn du nur lebst, bis die Schöpfung etwas Neues für dich vorgesehen hat.

Noch immer fliegst du als Pusteblumen-Fallschirm durch die Luft. Von oben schaust du auf die schöne Wiese. Auch das Gras schwingt mit dem Wind mit. Es macht sich keine Gedanken darüber, ob das alles so sein soll oder nicht oder ob es den Wind gut findet oder nicht. Es bewegt sich in der Brise und steht still, wenn kein Lüftchen weht. Im Herbst wird es vertrocknen. Und im nächsten Frühjahr wächst es wieder. Während du alles beobachtest, fügt sich dieses Kommen und Gehen des Lebens in dir zu einem einheitlichen Ganzen zusammen. Du genießt dieses schwebende Lebensgefühl …
Halte es, solange du kannst …
Dann sinkst du langsam, aber sicher wieder zurück auf den Boden und landest sanft.

Komme langsam wieder bei dir an, im Hier und Jetzt. Atme tief ein und aus, und spüre deinen Körper …
Nimm die Erkenntnisse, die du gerade gesammelt hast, mit in deinen Alltag – zum Beispiel ein Gefühl von Leichtigkeit und Hingabe an das Leben, so, wie es ist.

Hintergrund und Wirkung

Der Titel dieser Meditation lädt dich dazu ein, an die Tage deiner Kindheit zu denken, an denen du Pusteblumen gepflückt und dir Dinge gewünscht hast, während du ihre Samen in die Luft gepustet hast.

Solche Erinnerungen sind schön, denn sie lösen Gefühle von Leichtigkeit und Unbeschwertheit in uns aus. Und es ist wichtig, das zu erkennen: wie schnell wir uns in eine andere und positive Stimmung versetzen können. Alles wird über den Geist gesteuert. Unser Denken ist eine Frage der Entscheidung. Wir haben immer die Wahl, worauf wir unsere Aufmerksamkeit lenken.

In dieser Meditation richtest du dich auf Leichtigkeit aus, auf eine Form der Hingabe an das Leben und die Schöpfung selbst. Und wenn du es schaffst, das Leben leicht zu nehmen, kannst du erkennen, was du beeinflussen und was du ohnehin nur geschehen lassen kannst, weil du keine Möglichkeit hast, etwas daran zu ändern.

Dieser kleine Unterschied ist wichtig für uns, damit wir unsere Energie und Tatkraft erfolgreich einsetzen und nicht vergeuden. Das Kommen und Gehen des Lebens können wir nicht vermeiden, aber wir können uns darauf fokussieren, unser Leben voll und ganz zu leben. Und das geht am besten, wenn wir gelernt haben, im Moment zu sein, in diesem einen Augenblick.

Auf die Zukunft ausrichten

Lasse die Vergangenheit hinter dir, und konzentriere dich auf die Zukunft. Körperliches Vorbeugen, wie du es in dieser Meditation findest, unterstützt dich dabei, dich auf das Wesentliche zu konzentrieren.

Schließe deine Augen, ganz gleich, ob du gerade sitzt, stehst oder liegst. Diese Meditation darf mit ein wenig körperlicher Praxis – nämlich dem Vorbeugen – verbunden werden. Entspanne dich, so gut es dir in diesem Moment möglich ist. Es ist nicht schlimm, wenn du dich nicht entspannt fühlst. Wichtig ist, dass du dich dafür entscheiden kannst, eine Form von Entspannung einzuleiten, ja, vielleicht auch nur anzustreben. Diese Bereitschaft genügt völlig.

Lasse dich auf folgende Fragen ein: Was haben das körperliche Vorbeugen und die Zukunft miteinander zu tun? Wie stehst du überhaupt zu Zukunft und Vergangenheit, und womit bist du am meisten beschäftigt? Verweilst du noch in der Vergangenheit, oder bist du schon in die Zukunft vorausgeeilt? Wie stabil stehst du zwischen Vergangenheit und Zukunft in der Gegenwart – jetzt, in diesem kurzen Augenblick?

Wir schauen voraus und nicht zurück. Unsere Augen sind nach vorn gerichtet, wir gehen selten rückwärts, zumindest rein körperlich betrachtet. Wir schauen uns überhaupt mehr von vorn an als von hinten, und wenn wir uns von hinten betrachten wollen, brauchen wir einen Spiegel. Was ist es denn, was wir hinter uns haben und nur mit Aufwand betrachten können, vielleicht auch nicht einmal gern anschauen?
Die Rückseite steht für unsere Vergangenheit, für alles, was gewesen und unwiderruflich vorbei ist. Und doch zieht es uns gedanklich oft dorthin. Wir halten uns fast ausschließlich im Gestern oder im Morgen auf, im Jetzt sind wir nur, wenn wir für den Moment ganz achtsam sind.

Und nun zurück zu der Frage: Was hat Vorbeugen mit der Zukunft zu tun, und was genau passiert, wenn du dich vorbeugst?
Rein körperlich gesehen wird beim Vorbeugen die gesamte Muskulatur gedehnt: die Beinrückseiten, der Rücken und der Nacken, wenn du dabei auch den Kopf hängen lässt.
Bei diesem Dehnen kann dir auch auf emotionaler und/oder gedanklicher Ebene etwas begegnen, es kann sich etwas lösen, was du nun anschauen und bearbeiten darfst. In der Regel sind es Themen, die ungeliebt sind, die aber beachtet werden wollen, damit sie uns nicht mehr im Weg stehen und uns damit daran hindern, uns noch mehr vorzubeugen, in Richtung Zukunft.
Und so wird es immer deutlicher! Dich der Zukunft hingeben, dich ganz auf die Zukunft ausrichten kannst du nur, wenn du alles, was mit dir und deiner Vergangenheit zu tun hat, angeschaut und verarbeitet hast. Wenn du Frieden geschlossen hast

mit dem, was war und was ist. Was die Vergangenheit aus dir gemacht hat und all die vermeintlichen Fehler, die du gemacht und aus denen du gelernt hast. Die Verletzungen, die du erlebt hast, und all die Wunden, die daraus entstanden sind. Auch die Wunden, die du anderen zugefügt hast.

Und nun eine weitere Frage: Was bewegt dich, wenn du dich vorbeugst? Welche Themen und Gefühle regen sich in dir? Was gibt es noch, was angeschaut werden will und was dich daran hindert, rein und klar in die Zukunft zu schauen und zu gehen?

Nimm dir die folgenden Minuten Zeit, um genau dorthin zu spüren und Antworten auf diese Fragen zu finden. Du kannst dich dabei hinstellen und den Oberkörper auf die Oberschenkel legen. Dabei beugst du erst die Knie so weit, dass der Oberkörper gut auf den Oberschenkeln liegen kann. Und mit jeder Ausatmung versuchst du dann, die Beine nach und nach weiter zu strecken (stehende Vorbeuge), aber bleibe dabei sanft und achtsam. Es ist okay, wenn die Knie gebeugt bleiben. Lasse den Kopf dabei locker hängen. Du kannst dich auch mit gestreckten Beinen hinsetzen und dich nach vorn beugen (sitzende Vorbeuge). Achte auch hier darauf, dass du die Oberschenkel anspannst und versuchst, bei jeder Ausatmung immer weiter loszulassen und in der Hüfte nachzugeben.
So kannst du immer mehr entspannen. Und wenn du liegen möchtest, dann sei aufmerksam, schweife nicht ab, und bleibe wach!
Diese Zeit ist für dich …

Und dann richte dich ganz langsam wieder auf. Wenn du gestanden hast, rolle Wirbel für Wirbel weiter nach oben, dein Kopf kommt ganz langsam mit, hebe ihn als Letztes an. Wenn du gesessen hast, dann strecke den Rücken ganz lang, bringe deine Arme in Verlängerung zum Rücken, und richte dich nach oben hin auf. Wenn du gelegen hast, bringe Spannung in deinen Körper, rekele und strecke dich, und komme mit der Bewegung, die dir guttut, in eine sitzende Position.

Lasse deine Augen noch einen kleinen Moment geschlossen, und spüre nach, bevor du in deinen Alltag zurückkehrst.

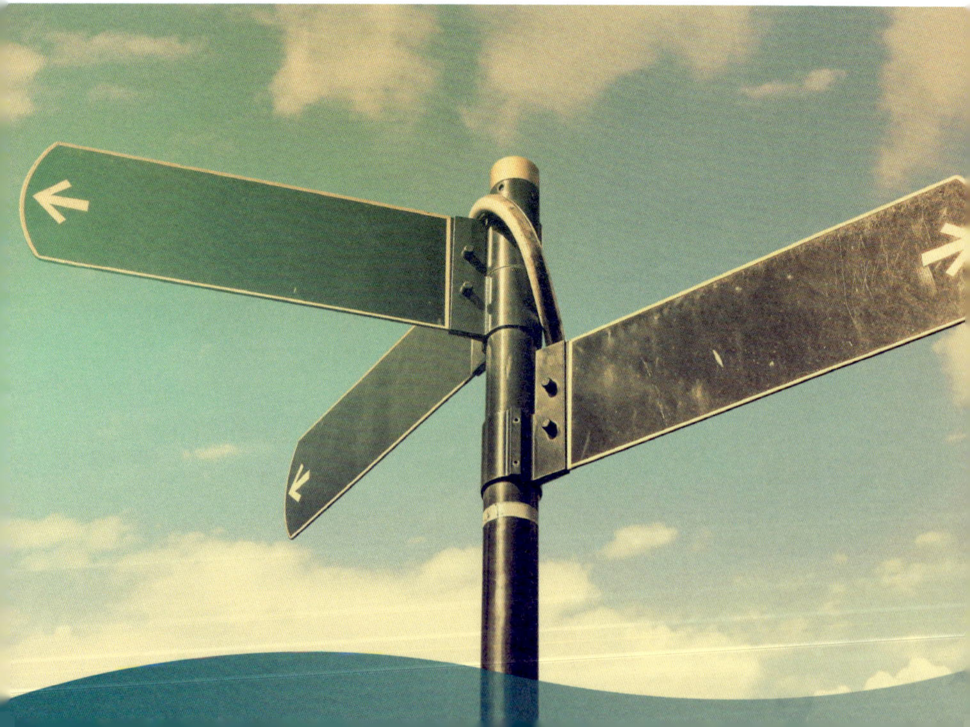

Hintergrund und Wirkung

Vorbeugen wird auch mit Vorbeugung im Sinne von Prävention assoziiert, und hier ist nicht die klassische schulmedizinische Früherkennung gemeint, sondern vielmehr, alles zu tun, um gesund und heil zu sein. Dazu gehört, wirklich alle Anteile zu sich zu nehmen und auf diese Weise vollständig zu sein, heil zu sein, im Sinne von »nicht krank«. Dann beugst du auch für die Zukunft vor. Wenn du alle Anteile bei dir hast, dir also auch nichts mehr im Nacken sitzt (zum Beispiel unbearbeitete Themen), dann brauchst du keine Angst mehr vor der Zukunft zu haben, weil dich dort nichts mehr aus der Vergangenheit einholen muss oder kann, vor dem du weglaufen willst. Das Weglaufen funktioniert ohnehin nicht, weil die Vergangenheit dich hält und die Beachtung von Themen einfordert.

Dafür sind im Yoga all die Vorbeugen gut, um zu lockern und zu lösen, was angeschaut werden darf, damit du es integrieren, vielleicht auch loslassen kannst, um gelöst in die Zukunft zu gehen, die ohnehin immer nur im Jetzt stattfindet, und um dich vielleicht wirklich das erste Mal so richtig der Zukunft zu öffnen, weil du dich frei gemacht hast.

Indem du dich vorbeugst, beugst du dich gleichzeitig dem Schicksal, erkennst und akzeptierst es voll und ganz. Du bist demütig und voller Hingabe für das, was ist. So sind Vergangenheit, Gegenwart und Zukunft eins geworden.

Vergebung

In dieser Meditation lernst du, anderen nicht mehr die Schuld für etwas in deinem Leben zu geben und selbst die Verantwortung für deinen Frieden zu übernehmen. Sie zeigt dir, wie du vergeben und Mitgefühl entwickeln kannst.

Gib dich diesem Moment hin, und lasse dich ganz darauf ein. Ein Augenblick folgt dem anderen. Einer nach dem anderen, und du kannst du dich ganz fallen lassen, dich hingeben …

Entscheide dich jetzt, für diesen Moment, ganz bei dir zu sein. Dieses »Ganz-bei-sich-Sein« hat viele Facetten: Es kann ein angenehmes Wohlgefühl erzeugen oder auch ein unangenehmes, schweres Gefühl, auch Angst oder das Gefühl nicht allein sein zu wollen – vielleicht auch nicht mit dir allein sein zu wollen. Nimm wahr, wie es für dich ist … Und versuche, anzunehmen, was da ist, auch wenn du es nicht magst … einfach annehmen … denn dann tritt Entspannung ein …
Atme dich in das Annehmen hinein … in das Annehmen dessen, was jetzt gerade ist. Vielleicht fühlst du dich noch unter Zeitdruck, vielleicht fühlst du dich verpflichtet, jetzt zur Ruhe zu kommen, vielleicht meinst du auch, Meditieren gehört zum spirituellen Weg dazu. Ganz gleich, was es ist, lasse es zu … In diesem Zulassen steckt schon so viel … Spüre es! Und gleich, wie entspannt du dich schon fühlst oder wie ruhig deine Gedanken bereits sind, jetzt magst du dem, was in dir hochsteigt, folgen …

Und du weißt, dass da etwas in dir ist, was nach Vergebung ruft. Bisher hast du dich mehr oder weniger erfolgreich dagegen gesträubt, doch jetzt möchtest du das nicht mehr, du willst es dir anschauen …
Spüre einmal nach, welches Gefühl das bisher Gehörte/Gelesene in dir hervorruft …
Und dann lasse in dir eine Ahnung entstehen, wie es sich anfühlen könnte, mit allem und allen in Frieden zu sein …
Folge dieser inneren Melodie, die dich in einen tiefen Frieden führen kann, wenn du es zulässt …
Auch wenn du es dir noch nicht vorstellen kannst, und auch wenn ein erstes Gefühl von Ablehnung einer bestimmten Person oder Verhaltensweise gegenüber in dir entstanden sein sollte, folge zunächst dieser Einladung zur Vergebung und deiner Melodie von Frieden … deiner Sehnsucht … Vielleicht hast du auch ein inneres Bild dazu, das in dir ein Gefühl von Frieden auslöst …

Und dann erlaube dir, ein Bild einer Person in dir aufsteigen zu lassen, der du bisher etwas nicht verzeihen konntest. Und immer wenn du daran denkst, was passiert ist, spürst du Wut in dir aufsteigen, Ablehnung, vielleicht sogar den Wunsch nach Vergeltung. Erlaube dir diese Gefühle. Bleibe ganz bewusst und achtsam im Fühlen und in der Vorstellung bei dieser Person.
Stelle dir vor, wie sie dir jetzt gegenübersteht, und nimm wahr, wie groß der Abstand zwischen euch ist. Sind es Meter, Kilometer, oder ist sogar ein großer, reißender Fluss zwischen euch? Akzeptiere alles genau so, wie es sich für dich gerade darstellt. Bleibe bei diesem Bild …

Und dann sage dir:
»Genau wie ich hat dieser Mensch bereits negative Erfahrungen gemacht …
Genau wie ich hat dieser Mensch sich schon verletzt gefühlt …
Genau wie ich versucht dieser Mensch, negative Erfahrungen und Gefühle zu vermeiden …
Genau wie ich sucht dieser Mensch nach Verständnis …
Genau wie ich sehnt sich dieser Mensch danach, geliebt zu werden …«

Spüre eine Weile nach …
Wenn du möchtest, kannst du die Sätze noch einmal gedanklich wiederholen.
Und vielleicht wird dir klar, dass Vergebung nur von dir abhängt. Dass dein gefühlter Frieden eine Entscheidung ist, die nur du treffen kannst. Dass du dich sogar dafür entscheiden kannst, dich friedlich und liebevoll zu fühlen, unabhängig davon, wie andere Menschen sich verhalten. Und du beginnst, Mitgefühl zu entwickeln für all das Leid, das in dir und dem anderen entstanden ist.
Lasse es zu … lasse es größer werden … das Mitgefühl für dich und dein Gegenüber …

Spüre nach, und schaue, ob sich zwischen euch etwas verändert hat. Wie groß ist jetzt die Distanz zwischen dir und der anderen Person? Wie gut gelingt es dir jetzt, diesem Menschen in die Augen zu schauen? Was fühlst du jetzt, wenn du diese Person ansiehst? Und gleich, was du spürst, versuche, es anzunehmen …

Genieße noch eine Weile den Frieden und die Ruhe, bevor du in den Alltag zurückkehrst. Du kannst auch aufschreiben, was du erlebt hast, um deine Fortschritte festzuhalten und später vergleichen zu können, wenn du dich noch einmal mithilfe dieser Meditation mit dieser Person auseinandersetzt.

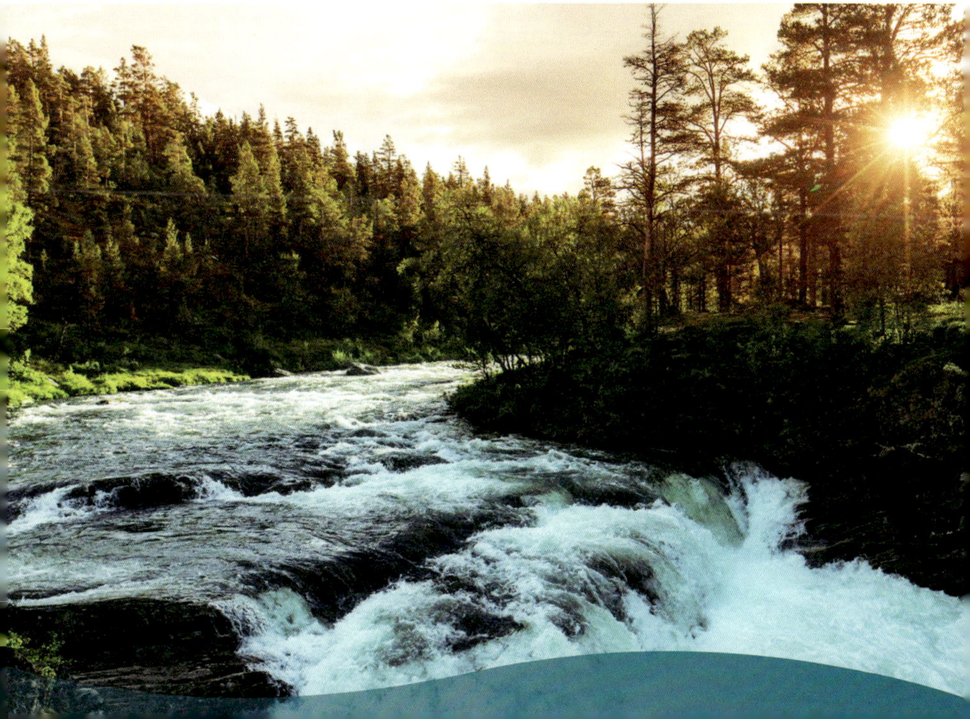

Hintergrund und Wirkung

Wie oft befinden wir uns in Situationen, in denen wir anderen Menschen etwas nachtragen? Wir sind felsenfest davon überzeugt, dass der andere einen Fehler gemacht hat, und auch wenn wir unseren Teil dazu beigetragen haben, empfinden wir das, was der andere getan hat, als viel schlimmer. Kennst du das?
Solche Situationen werden in der Regel von heftigen und negativen Gefühlen begleitet. Oft kommt es so weit, dass wir auch andere vertraute Menschen mit ins Boot holen und über den Übeltäter schimpfen. Diese negativen Energien und Stimmungen ziehen schnell weite Kreise. Vergebung ist in diesen Momenten oft ein Fremdwort und undenkbar für uns.

Wenn du in eine solche Situation kommst, stelle dir bitte die folgenden Fragen, und sei dabei ganz ehrlich:
»Wem geht es in dieser Situation schlecht?«
»Wer ist voller negativer und unangenehmer Gefühle?«

Natürlich kannst du jetzt einwenden, dass das schließlich nur so ist, weil der andere …
Ja! Doch damit übergibst du dem anderen die ganze Verantwortung für dein Wohlbefinden, und in der Regel müssen wir oft sehr lange warten, manchmal unser Leben lang, bis die anderen Menschen so werden, wie wir uns das vorstellen. So funktioniert es also nicht.

Frieden erreichst du, indem du die Verantwortung für *deinen Frieden* übernimmst. Und schon bist du zu 100 % handlungsfähig. Das geht nur durch Vergebung, das heißt, dem anderen dafür zu verzeihen, dass er nicht so war, wie wir uns das gewünscht haben, dass er uns vielleicht sogar sehr verletzt hat. Dabei kommt es nicht darauf an, ob dies absichtlich oder unabsichtlich passiert ist, denn das wissen wir nicht genau, können wir gar nicht wissen, weil wir nicht in der Geschichte des anderen Menschen stecken. Und wenn wir ganz ehrlich sind, haben wir auch gar nicht danach gefragt. Darum geht es hier auch nicht, sondern darum, dass du die Möglichkeit hast, immer wenn es dir schlecht geht, weil dir andere Menschen nicht gefallen, dich in diesem Verzeihen, in Vergebung zu üben und damit letztendlich in Akzeptanz und Liebe zu dir selbst zu finden. Das Gefühl Selbstliebe entsteht dabei von ganz allein, weil die Absicht, dem anderen zu verzeihen, so viel Befreiung und innere Freiheit auslösen kann, dass es sich wie Liebe anfühlt. Und irgendwann kannst du vielleicht in diesem Gefühl, zu lieben, was ist, bleiben, unabhängig davon, was um dich herum passiert.

Sanftes Schweigen

In dieser Meditation lässt du dich bewusst auf Stille ein und lernst dadurch, von lärmenden Gedanken in dir Abstand zu gewinnen und zur Ruhe zu kommen.

Suche dir einen Platz, an dem du die nächste Zeit ungestört verbringen kannst. Setze oder lege dich hin, und versuche, den Alltag ganz bewusst an dir vorbeiziehen zu lassen. Schließe deine Augen.
Du fühlst dich ganz sanft eingehüllt in Geborgenheit, in Sicherheit, in die Gewissheit, dass du dich einfach fallen lassen kannst. Jetzt musst du nicht mehr aufmerksam sein, keine Kontrolle mehr haben über das, was im Außen passiert. Nimm wahr, wie schwer oder leicht es dir fällt, diese Kontrolle abzugeben, alles loszulassen …

Lasse dich noch weiter fallen – triff ganz bewusst die Entscheidung, dich jetzt nur mit dir zu beschäftigen. Du versenkst dich in dich hinein, vorbei an jeder Ablenkung von außen … Es kann sein, dass dir dabei Störungen oder andere Formen der Unruhe begegnen, diese können sowohl von außen als auch aus deinem Inneren kommen. Entscheide dich in diesen Momenten immer, diesen Reizen nicht zu folgen. Nutze sie stattdessen, um dich an ihnen vorbei tiefer in dich hinein zu entspannen. Du gleitest ganz einfach an ihnen vorbei. Beobachte, wie leicht es dir fällt, dies zu tun … Sei sanft mit dir, und verurteile dich nicht, wenn es dir nicht gleich gelingt und du bemerkst, dass du dich schon wieder von Gedanken oder Handlungsimpulsen, die aus deinem Inneren aufgestiegen sind, hast ablenken lassen. Nimm dies zum Anlass, dich wieder ganz und gar auf das Loslassen zu konzentrieren. Und tue dies so, wie es für dich angemessen ist. Du bestimmst dein Tempo.

Nimm jetzt ganz bewusst wahr, wie still es in dir ist. Stelle es einfach nur fest, und beobachte, ohne zu bewerten …
Sei auch hier sanft mit dir, und frage dich:
»Kann ich Schweigen und Stille aushalten?«
»Wenn ja, wie lange schaffe ich das?«
»Herrscht gerade Stille in mir, oder sind meine Gedanken laut?«
»Habe ich mir jemals gewünscht, dass es wirklich still in mir ist?«

Gehe diesen Fragen nach … beobachte die Antworten, die aus deinem Inneren aufsteigen …
Nimm jetzt erneut wahr, wie still es in dir ist. Stelle wieder nur fest, ohne das Ergebnis zu bewerten …

Entscheide dich nun, dich ganz auf das Schweigen in dir auszurichten, das Schweigen hören zu wollen, die Stille in dir, jenseits von Worten … Nimm wahr, was diese Entscheidung in dir auslöst …

Vielleicht senkt sich bereits jetzt ein sanftes Schweigen über dich, einfach nur, weil du deine Bereitschaft ausgedrückt hast, dich auf eine Stille jenseits der Worte einzulassen. Vielleicht, weil du dich ganz bewusst auf die Stille konzentrierst. Vielleicht ist es für dich aber auch noch gar nicht still.
Spüre weiter … Höre weiter …
Achte dabei auf die Stille zwischen deinen Gedanken … auf die Pausen, wenn deine Gedanken für einen kurzen Moment schweigen. Versuche, diese Ruhepausen in dir zu verlängern … Stelle dir dafür vor, dass die Stille in dir ein Meer ist und die Gedanken Wellen auf diesem Meer … Richte deine Aufmerksamkeit ganz auf das Meer, die Gedankenwellen bleiben unbeachtet, sie werden bedeutungslos, weil du dich auf das Meer in dir konzentrierst …
Registriere, wie du dich immer weiter in dieses Meer hineinsinken lassen kannst und sich sanftes Schweigen in dir und um dich herum ausbreitet.
Lasse dein Meer der Stille größer werden … Und lasse dich immer tiefer in dieses sanfte große Ganze fallen.

Nimm wahr, wie sich die Stille in dir körperlich bemerkbar macht. Bleibe dabei in dem Gefühl von sanftem, tiefem Schweigen.

Vielleicht bist du jetzt so tief in dein Meer der Stille hinabgesunken, dass du es wagen kannst, ganz bewusst deine Gedanken zu beobachten, die an der Wasseroberfläche als Wellen auftauchen. Welche Bedeutung haben sie jetzt für dich?
Gibt es überhaupt einen Gedanken, der jetzt wichtig ist?

Nimm wahr, wie es sich anfühlt, in sanftem Schweigen versunken die eigenen Gedanken zu betrachten …
Vielleicht spürst du ganz deutlich eine heilsame Distanz zu allem, so, als hätte die Bedeutung, die vieles hatte, jetzt abgenommen oder als wäre sie sogar verschwunden.
Nimm dir jetzt die Zeit, dir der Erkenntnisse, die du gewonnen hast, bewusst zu werden, und bewahre sie immer in dir.

Komme nun langsam wieder zurück in deine Zeit. Vertiefe deinen Atem, bringe wieder Spannung in deinen Körper, und öffne deine Augen. Mache auch das in einem sanften Tempo. Bewahre die Ruhe und das Schweigen in dir.

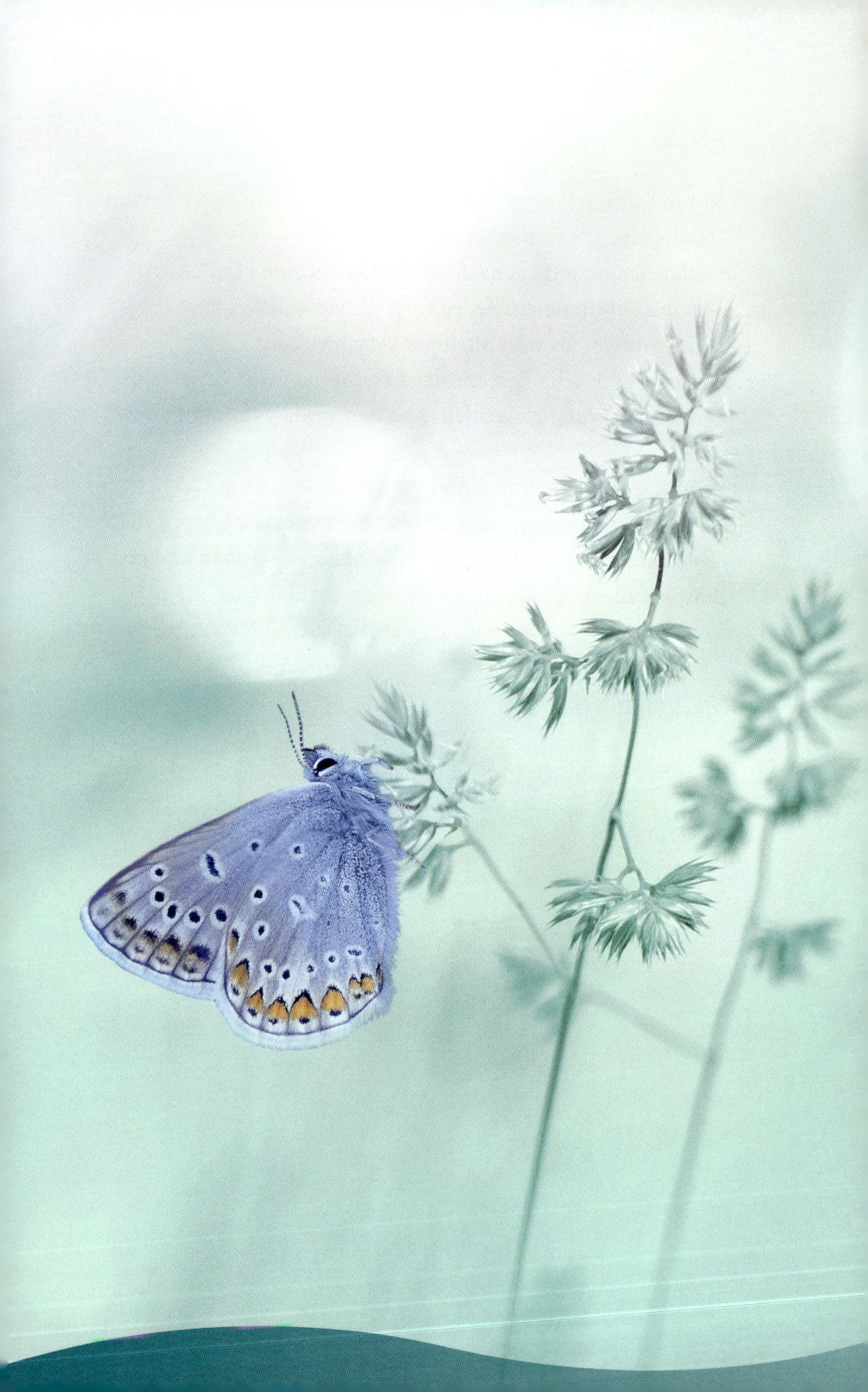

Hintergrund und Wirkung

Eigentlich sehnen wir uns alle nach Ruhe, gerade weil unser Alltag oft reizüberflutet und voller Anforderungen ist. Trotzdem füllen wir unsere Freizeit mit Terminen, Aktivitäten und Verabredungen. Dahinter steckt die unbewusste Angst, dass es wirklich still um uns herum werden könnte und dann die Gedanken immer lauter werden. Und das ist ein Hinweis für uns, wie unruhig es in uns selbst ist.
Dazu kommt, dass ungeliebte Themen ihre Beachtung einfordern und uns mit unangenehmen Gefühlen konfrontieren. Um das alles zu vermeiden, setzen wir uns selbst unserem oft lauten und hektischen Alltag aus. Der laute Alltag ist also nichts anderes als ein Spiegel unseres unruhigen Inneren. Aber es lohnt sich, Wege zu finden, innerlich zur Ruhe zu kommen. Einer dieser Wege ist, mit ein wenig Distanz unsere inneren Prozesse zu beobachten, so, wie es in dieser Meditation angeleitet wird. Mit dieser Distanz fällt es leichter, Abstand zu gewinnen und wesentliche von unwesentlichen Gedanken zu trennen.

Familientreffen zu Weihnachten

Diese Fantasiereise ist für die Weihnachtstage gedacht, in der die Familie eine besonders wichtige Rolle spielt. Werde dir hier deiner Ahnenlinie bewusst, und finde Ähnlichkeiten und Unterschiede zu deinen Vorfahren. Von wem hast du was vererbt bekommen oder Verhaltens- und Denkweisen übernommen? Ziel ist es, deine Wurzeln zu stärken und dir bewusst zu werden, wo du herkommst.

Komme zur Ruhe. Nimm dir bewusst Zeit für einen heiligen Moment, gerade jetzt, da die vielleicht hektische Zeit vor Weihnachten ihr natürliches Ende findet. Die Geschäfte schließen, die Menschen gehen mit vollen Einkaufstaschen nach Hause und fragen sich: »Habe ich wirklich an alles gedacht? Habe ich alle Geschenke zusammen? Auch alle Lebensmittel, damit das Festtagsessen auf dem Tisch stehen kann? Genug Kerzen im Haus? Ist der Weihnachtsbaum schön genug? Werden sich wohl alle freuen und wohlfühlen?« Fragen, die jetzt ihre Antwort gefunden haben dürfen. Lasse sie gehen. Schließe deine Augen, und gib dich deinem natürlichen Atemrhythmus hin. Finde deine Ruhe. Folge deinem Atem …

Lasse dich in deine Unterlage sinken, nur für diesen heiligen Moment. Spüre die Schwere deines Körpers, die Schwere deiner Augenlider, vielleicht auch die Schwere deines Kopfes.

Lasse ihn, wenn du sitzt, ganz natürlich zwischen den Schultern ruhen, sodass er sich von selbst ausbalanciert. Du spürst, dass du nach und nach immer mehr loslassen kannst, an Gedanken, an Anspannung, an Hektik … Öffne deine Augen ganz achtsam nach innen.

Du siehst einen Weg vor deinem inneren Auge, einen kleinen schmalen Feldweg, den du entlanggehst. Es ist Winter und kalt, aber trocken. Du folgst achtsam dem Weg, du weißt, wohin er dich führt … zu einem kleinen Haus am Waldrand. Rauch steigt aus dem Schornstein, der Ofen ist an, und du weißt, dort wird es schön warm sein. Du wirst dich wohlfühlen.
Als du ankommst, gehst du durch die unverschlossene Tür und bist in einem kleinen und geräumigen Flur. Du ziehst deine Schuhe und deine Jacke aus, es ist angenehm warm. Vor dir siehst du ein Treppenhaus, das dich in die unteren Etagen führt. Du folgst den Stufen und gehst Schritt für Schritt hinab. Plötzlich siehst du an den Wänden Fotos von dir, die nach und nach älter werden, bis du ein Bild von dir siehst, das kurz nach deiner Geburt aufgenommen wurde. Du betrachtest das Foto … Deine Mutter und dein Vater halten dich gemeinsam … Und du fühlst dich geborgen, wie du dich so klein in den Armen deiner Eltern siehst. Durch sie bist du entstanden, sie haben dich empfangen, und beide haben dir etwas von sich mitgegeben.
Unabhängig davon, wie du heute zu deinen Eltern stehst, nimm dir jetzt einen Moment Zeit, um dir Folgendes bewusst zu machen: »Was habe ich von meiner Mutter, was habe ich von meinem Vater mitgebracht? Was habe ich durch sie und

von ihnen gelernt? Was war ihre Gabe an mich? Was hat mich geprägt? Und was unterscheidet mich von meinen Eltern?«
Es ist durchaus möglich, dass jetzt auch negative Erinnerungen vor deinem inneren Auge erscheinen, und das darf sein. Denke dennoch daran, dass sie dich zu dem gemacht haben, der/die du heute bist … Bedanke dich bei deinen Eltern, und verabschiede dich gedanklich von ihnen.

Du gehst weiter die Treppenstufen hinab. Dir fällt auf, dass die Fotos an den Wänden älter werden, auch keine Farbe mehr haben, sie sind nur noch schwarz, weiß und grau. Daran erkennst du ihr Alter, und du bist neugierig, wer wohl darauf zu sehen ist. Die Fotos zeigen die Entwicklung deiner Eltern mit ihren Familien, und auch deine Eltern werden immer jünger, bis du Bilder von beiden siehst, wie sie als Babys in den Armen ihrer Eltern liegen. Deinen Großeltern. Dir wird klar, dass auch deine Großeltern ihren Kindern etwas mitgegeben haben, eine bestimmte Prägung, Eigenschaften, Werte, auch Erfahrungen, die sie zu denen gemacht haben, die sie sind.
Und du nimmst dir wieder einen heiligen Moment Zeit, darüber nachzudenken: »Wo sind meine Eltern wie meine Großeltern? In welchen Bereichen sind sie ganz anders? Wie sieht die Verbindung, die gemeinsame Linie aus?«
Und wie auch immer deine Gedanken und Gefühle jetzt sein mögen, du weißt, wo du herkommst und zu welcher Familie du gehörst. Es fühlt sich schön an, zu wissen: »Das ist mein Familienstammbaum.«

Auch deine Großeltern haben Eltern, die sie geboren und geprägt haben. Alle sind zu ihrer Zeit geboren und gewachsen. Sie alle sind deine Ahnen. Sie können wie Wurzeln für dich wirken, die dich stabil und sicher wachsen lassen. Sie sind deine Basis, auch wenn du dir längst eine ganz eigene in dir geschaffen haben magst.
Denke darüber eine Weile nach …

Dann merkst du, dass du erst einmal genug Erinnerungen gesehen hast, und bedankst dich auch bei deinen Großeltern. Du drehst dich um und gehst die Stufen wieder langsam nach oben. Und dabei spürst du, dass sich etwas in dir verändert hat. Noch kannst du es nicht genau beschreiben, aber du fühlst dich anders, als ob du ein wenig reifer geworden bist. Vielleicht auch klarer, geordneter?

Als du oben im Flur ankommst, riechst du frisch aufgebrühten Tee und gebackene Plätzchen. Ein Platz für dich ist bereitet, und du stärkst dich einen Moment … und wieder spürst du diesen kleinen heiligen Moment, bevor du dein Haus, dein Familienstammbaum-Haus, verlässt und den Weg zurück in dein jetziges Leben gehst.

Komme langsam wieder in die Gegenwart zurück. Öffne deine Augen, und lasse dir noch eine kleine Weile Zeit, um in deinen Alltag zurückzukehren.

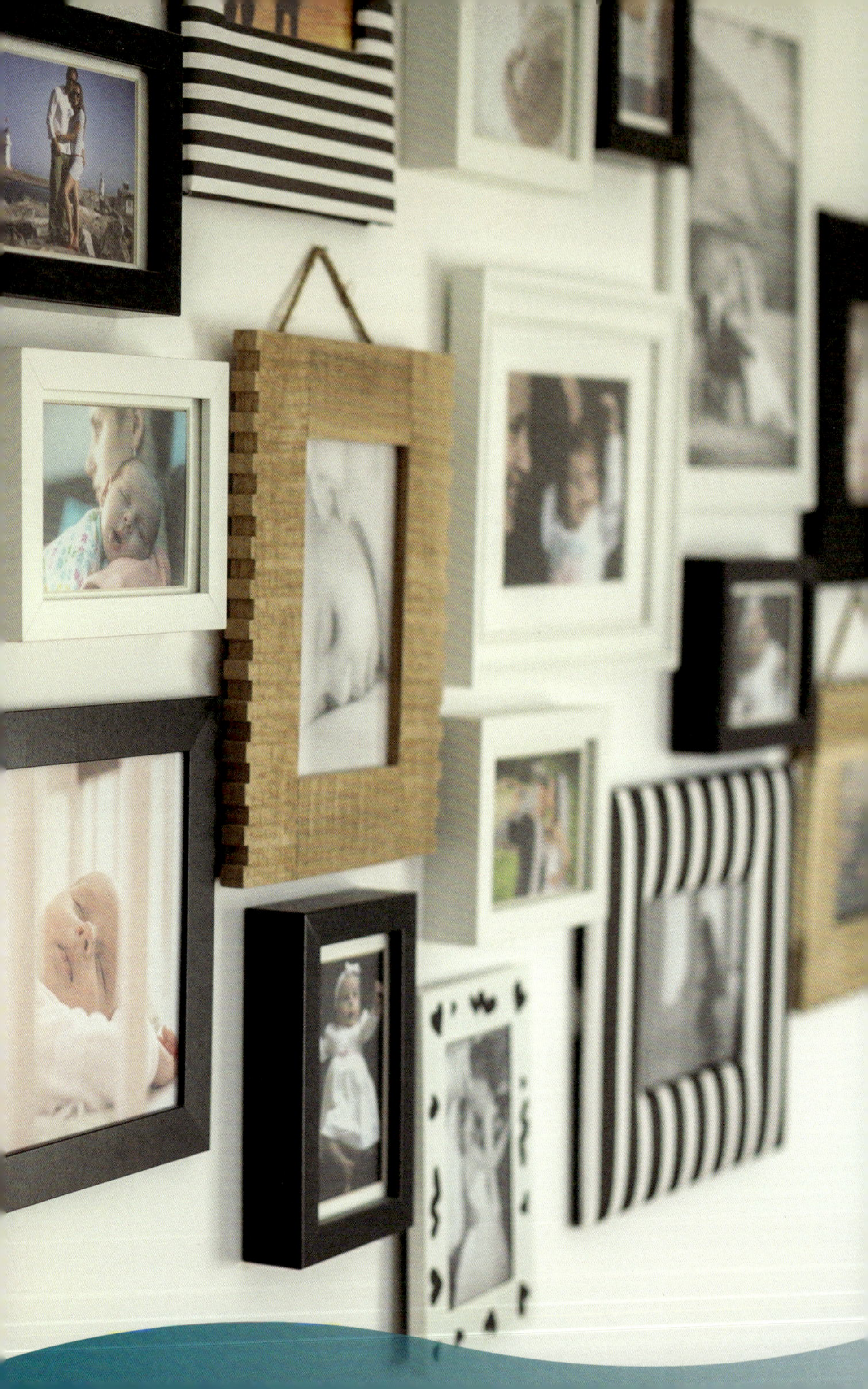

Hintergrund und Wirkung

Diese Fantasiereise passt gut zu den Themen »Familie«, »irdische Wurzeln« und »deine Basis«, die der Rauhnacht am 24./25 Dezember zugeordnet wird, was aber nicht heißt, dass du sie nur an diesem Tag machen kannst. Wenn du sie zu einem anderen Zeitpunkt machst, passe die Formulierung an, indem du die Hinweise auf Weihnachten weglässt.
Im Vordergrund steht, zu schauen, wo du herkommst und wer deine Ahnen sind. Es geht hier nicht um Verurteilungen oder das Aufwärmen alter Geschichten, sondern darum, dir deiner Linie bewusst zu werden und Ähnlichkeiten oder auch Unterschiede festzustellen. Es geht also um Fragen wie:

Was habe ich mit meiner Mutter gemeinsam?

Was lebe ich genauso?

Worin unterscheide ich mich von ihr?

Was hat sie mir mitgegeben?

Was von mir ähnelt meinem Vater?

Was habe ich von ihm?

Wo gleichen wir uns?

Worin unterscheiden wir uns voneinander?

Und so kannst du die Linie weiter zurückverfolgen und den Fragen nachgehen, was die weibliche Linie an Gemeinsamkeiten hat, wo aber auch Entwicklungen stattgefunden haben, und was von der männlichen Linie weitergegeben wurde. Ziel ist es, dir dessen bewusst zu werden und dadurch deine Basis zu stärken, in dem Wissen, wo du herkommst. Natürlich wird das alte Themen oder Geschichten wachrufen, mit denen du noch nicht im Frieden bist und die der Klärung bedürfen. Diese kannst du dir notieren und zu einem passenden Zeitpunkt und vielleicht mit einer helfenden Person an deiner Seite bearbeiten. So wirst du dir immer mehr deiner selbst bewusst und heil.

Ein neuer Tag

Lerne in dieser Fantasiereise, die kleinen Dinge in deinem Alltag wahrzunehmen und dich an ihnen zu erfreuen. Du hast immer die Wahl, ob du mit einer positiven Einstellung durch das Leben gehst oder nicht.

Lege oder setze dich ganz entspannt hin, und spüre, wie sich Erleichterung in dir ausbreitet, weil du jetzt nichts tun musst und für den Moment alles loslassen kannst. Du bist ein wenig überrascht, dass es so leicht ist, alles, was dich bis eben noch beschäftigt hat, einfach nur da sein zu lassen.
Atme tief ein, und fülle deinen Bauch, deinen Brustkorb, deine Lungen, den ganzen Bereich bis zu den Schlüsselbeinen mit Sauerstoff, halte den Atem für ein oder zwei Sekunden an, und atme dann alles wieder mit einem Seufzer aus. So fällt jegliche Restanspannung von dir ab. Wiederhole dieses bewusste Ein- und Ausatmen noch einmal.

Tauche langsam ein in deine Seelenbilderwelt, und genieße es, einfach den inneren Bildern zu folgen, die jetzt in dir auftauchen.
Es ist noch früh am Morgen. Die Dämmerung zieht nur langsam herauf, alles scheint noch sehr dunkel, und doch fühlst du dich ausgeruht und stehst auf. Du beginnst den Tag, wie du es immer machst: Du erledigst deine Morgenroutine, ziehst dir etwas Warmes an, gehst in die Küche und stellst den

Wasserkocher an. Du machst dir ein warmes Wasser und trinkst einen Schluck. Es tut gut, diese Wärme im Körper zu spüren …

Dann ziehst du Jacke und Schuhe an und gehst hinaus, in den beginnenden Tag hinein. Die Nacht war frostig, der Rasen knistert unter deinen Füßen. Du siehst deine Atemluft in der kalten Morgenluft verwehen. Aber diese Kälte und das leicht Klirrende sind angenehm. Alles wirkt rein und frisch. Du bist allein auf dem Gehweg, aber du siehst durch einige Fenster der anderen Häuser schon Licht brennen. Aus den Schornsteinen steigt leichter Rauch auf. Die ein oder andere Bewegung in den Häusern kannst du erahnen. Von Weitem hörst du den Straßenverkehr. Er stört dich nicht, im Gegenteil, es fühlt sich schön an, all das am frühen Morgen wahrzunehmen. Es gehört zum Leben dazu, zum Alltäglichen. Und auch wenn es alltäglich ist, fühlt es sich gerade jetzt für dich besonders an. Du empfindest es fast als Privileg, einfach nur dabei zu sein und zuzusehen, wie der Tag beginnt. Jeder hat seinen Rhythmus, die einen stehen gerade auf, und andere fahren schon zur Arbeit.

Du unterbrichst deine Überlegungen für einen Augenblick und siehst am Horizont den Himmel in roten und orangenen Farben leuchten. Wie lange es wohl noch dauert, bis die Sonne aufgeht? Es ist eigentlich gar nicht wichtig, es sieht auch so, wie es ist, schön aus.

Du gehst weiter den Gehweg entlang und kommst an einem nahegelegenen Einkaufsmarkt vorbei. Lastwagen stehen dahinter und laden frische Waren aus, auch ein paar Autos stehen auf dem Parkplatz, vielleicht von Mitarbeitern, die ihre

Arbeit schon begonnen haben. Ob sie gern in den Tag gestartet sind oder sich diese Frage gar nicht gestellt haben? Wie oft spulen wir unseren Tag einfach nur ab?
Als du weitergehst, weht der Geruch von frisch gebackenen Brötchen in deine Nase. Es riecht nach einem neuen Tag, der gerade beginnt.
Es wird langsam heller, die Geräusche der Autos werden lauter, und du genießt es, Teil dieses Treibens, des Lebens zu sein. Es klingt so einfach und fast banal, sich über dieses Alltägliche zu freuen, aber du spürst es anhand eines warmen und wohligen Gefühls in deiner Brust. Es ist einfach schön, zu leben und die anderen Menschen in ihrem Tun wahrzunehmen. Jeder erfüllt seine Aufgabe, auch die, die noch im Bett liegen. Und bestimmt sind einige dabei, die sich gerade nicht darauf freuen, aufzustehen, oder andere, die unglücklich sind mit dem, was heute auf ihrer To-do-Liste steht, und doch gehört alles dazu. Auch du kennst diese Gefühle.

Du gehst weiter deine Runde an diesem beginnenden Tag und fühlst dich verbunden mit den Menschen, die auch diesen Tag erleben, jeder auf seine Weise. Und du bist dankbar. Du fühlst dich verbunden. Und das löst etwas in dir aus: Dir wird klar, dass es unwichtig ist, wie jemand aussieht, was er tut, wie viel Geld er hat und ob er glücklich oder unglücklich ist, alt oder jung, groß oder klein, bekannt oder unbekannt. Du spürst Wärme und Verbundenheit zu allen – als ob sie kleine Teile vom großen Ganzen sind und somit auch Anteile von dir.

Du kommst langsam wieder zurück von deiner Runde am frühen Morgen und stehst vor deinem Haus. Du schließt die Tür auf und ziehst Jacke und Schuhe aus, stellst und legst alles an seinen Platz und gehst in die Küche. Du brühst dir einen frischen Kaffee auf. Was für ein Privileg – du liebst diesen Kaffeeduft am frühen Morgen. Was du an diesem Tag wohl noch alles erleben und genießen wirst?

Spüre noch eine Weile nach, und überlege, welche Stimmung und welche Erkenntnis du für dich aus dieser Fantasiereise mitnehmen möchtest. Und dann komme langsam wieder zurück in diese Zeit, in diesen Raum.

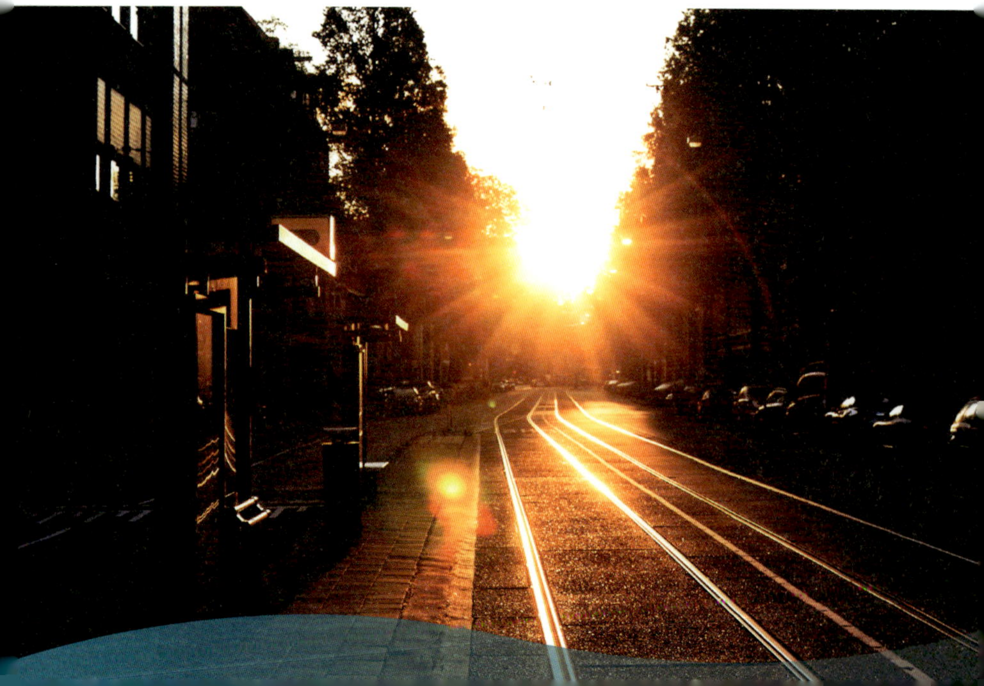

Hintergrund und Wirkung

Zu dieser Fantasiereise wurde ich von einem Spaziergang mit meinem Hund ganz früh am Morgen inspiriert. Mir wurde dabei bewusst, dass es immer Kleinigkeiten sind, die mich im Moment und glücklich sein lassen. Wir alle haben die Wahl und entscheiden uns sehr häufig gegen das Glück und die Aufmerksamkeit für den Moment: Wir sehen die Hektik am frühen Morgen, das zu nasskalte Wetter, die lärmenden Autos, die Arbeit und vieles mehr. Doch du hast immer die Wahl, du kannst jeden Moment genießen, wie er ist – oder nicht.

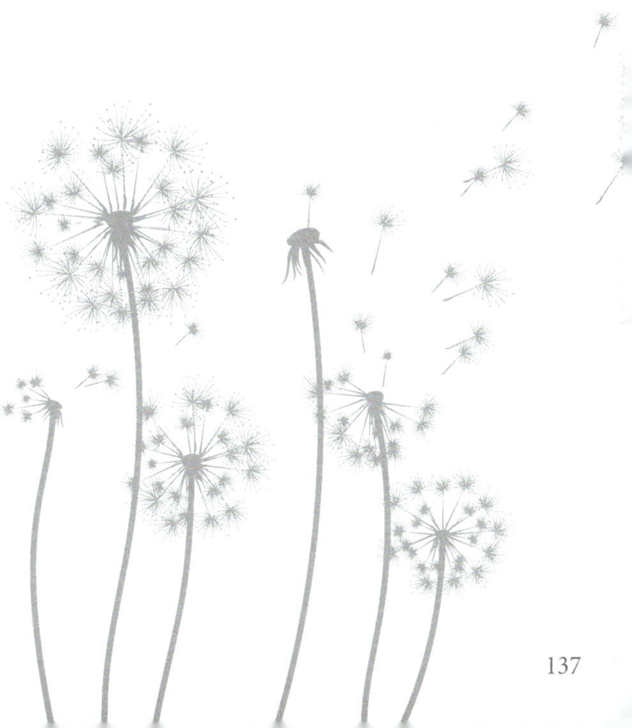

Dein Seelenfluss

Finde mithilfe dieser Fantasiereise deine inneren Verletzungen, die deinen Lebensfluss – deine Lebensenergie – stören. Du lernst, Verantwortung für sie zu übernehmen, indem du sie anerkennst und akzeptierst. Auf diese Weise kannst du sie lösen und dich selbst heilen.

Begib dich in eine ruhige Haltung, entspanne dich ganz bewusst, und lasse alles abfließen, was dich davon abhält, nicht im Augenblick zu sein. Beobachte sogar das, was dich jetzt noch beschäftigt, und stelle dir vor, dass all die Themen oder Gedanken in eine Schublade fließen, die jetzt vor deinem inneren Auge entsteht. Und wenn alles hineingeflossen ist, was du jetzt nicht mehr brauchst, schließt du diese Schublade.
Du kannst sie jederzeit wieder öffnen, wenn du dich mit diesen Themen beschäftigen willst. Versprich ihnen sogar, dass du sie nicht vergisst, sondern dass sie darauf vertrauen dürfen, dass du sie aus der Schublade holst, wenn du diese Reise in dein Inneres beendet hast und dich wieder frisch und aufmerksam fühlst.
Ziehe ganz achtsam deine Sinnesantennen von außen zurück, und öffne deinen Blick nach innen. Tue das ganz bewusst.

Gehe nach und nach tiefer in dich hinein, bis du mit deiner Aufmerksamkeit in der Mitte deiner Brust ankommst, da, wo dein Herzzentrum liegt. Spüre nach, wie es sich dort anfühlt. Oft ist es so, dass wir uns gerade an diesem Ort verschließen, weil wir schon einmal verletzt wurden und Angst haben, dass das noch einmal passieren könnte. Werde dir bewusst, wie es bei dir ist. Stelle dir vor, dass in deinem Herzen ein Fluss fließt. Du kannst ihn Seelenwasser nennen oder einfach deinen Fluss des Lebens. Und wenn du dir jetzt diesen Fluss anschaust, wie fließt das Wasser? Langsam oder schnell? Ist es rein oder eher trüb? Liegen Steine darin, die das Wasser an bestimmten Stellen aufhalten und nicht frei fließen lassen? Schaue ganz aufmerksam hin, und lasse jegliche Bewertungen vorbeiziehen. So sieht dein Fluss aus, er darf genau so sein …

Dann richte deine Aufmerksamkeit auf die Dinge, die den Fluss nicht frei fließen lassen. Vielleicht musst du dafür am Ufer entlanggehen, vielleicht macht dein Fluss auch leichte Bögen, genau wie dein Leben unterschiedliche Phasen und Verläufe hat.
Schaue nach dem ersten Stein, der dir ins Auge fällt. Das Wasser sammelt sich davor, sucht sich seinen Weg um ihn herum. Überlege, wofür dieser Stein stehen mag.
Du wirst vielleicht ein wenig melancholisch, weil du dir wünschst, dass alles harmonisch und frei fließen kann, auch in deinem Leben, und dir fällt ein, dass du schon oft verletzt wurdest. Und für eine dieser Verletzungen steht eben dieser Stein. Du betrachtest ihn, und Erinnerungen kommen hoch. Ja, du kannst dich erinnern, und du weißt auch, was genau du damals aufgrund dieser Verletzung entschieden hast.

Vielleicht, dass du nie mehr ganz ehrlich bist oder etwas Persönliches von dir preisgeben wirst, dass du dich nie mehr voll und ganz auf ein Abenteuer einlassen willst oder dass du versuchst, alles zu kontrollieren, mit dem Ziel, dich zu schützen. Du empfindest tiefes Mitgefühl mit dir, jetzt, da dir klar wird, was diese vergangene Situation mit dir gemacht hat.
Und du bückst dich und hebst den Stein aus dem Wasser. Du nimmst ihn ganz liebevoll in deine Hände und hältst ihn für eine Weile. Du drückst ihn an dich, *an dein Herz,* es fühlt sich an, als würdest du ein kleines Kind im Arm tragen. Er ist gar nicht so schwer, wie er eben noch aussah. Es fühlt sich angenehm an, ihn zu halten.

Du schaust auf deinen Seelenfluss und siehst, wie das Wasser an der Stelle, wo eben noch der Stein lag, jetzt viel leichter und fast fröhlich dahinplätschert. Du bist dankbar, dass du diesen Stein, der für die alte Verletzung steht, liebevoll gehalten hast, und legst ihn an den Rand des Ufers. Diese Stelle möchtest du dir merken, damit du dich immer wieder daran erinnern kannst und weißt, wie und wo das Leben dich geprägt hat.

Und dann gehst du ein Stückchen weiter am Ufer entlang und siehst wieder einen Stein im Wasser. Er ist ein bisschen größer als der erste, er liegt mitten im Fluss und das Wasser muss Umwege finden, um diese Hürde zu meistern. Aber es fließt auch hier noch, auch wenn es viel mühseliger erscheint.
Du beginnst, dich zu erinnern, wie der Stein dort hingekommen ist, schließlich warst du es, der/die ihn dort hineingeworfen hat, auch wenn du dies vielleicht noch gar nicht wahrhaben magst. Es ist wichtig, deine eigene Verantwortung

zu erkennen! Ja, du wurdest verletzt. Du hast Erfahrungen gemacht, die dich dazu bewegt haben, aber du hast entschieden, dein Verhalten und dein Sein daran anzupassen, indem du bestimmte Dinge nicht mehr getan hast, deine Meinung nicht mehr gesagt hast, vielleicht nachgegeben hast. Möglicherweise hast du auch dein Bild von dir selbst mit dem, was die anderen von dir hatten, getauscht. Vielleicht hat es aber auch dazu geführt, über eine lange Zeit und bis jetzt für einen anderen Menschen Ablehnung zu empfinden. Was auch immer auf dich zutrifft … du erinnerst dich genau an diese Situation … Und wieder empfindest du Mitgefühl für dich selbst, noch stärker als zuvor … Du erlaubst dir, all die Gefühle fließen zu lassen, die mit dieser Situation nach oben drängen.
Und jetzt, da du deinen Gefühlen freien Lauf lässt, bemerkst du, dass auch der Stein im Fluss an Mächtigkeit verloren hat und das Wasser bis hin zu ihm viel seichter geworden ist. Du watest in deinen Fluss hinein, hin zu diesem Stein und hebst ihn auf … Mit ihm gehst du wieder zurück zum Ufer, hältst ihn, solange du möchtest und es dir wichtig erscheint … und dann legst du auch diesen Stein am Ufer ab.

Du setzt dich hin, um dich eine Weile auszuruhen, und beobachtest das Fließen deines Seelenflusses. Er sieht schon freier aus, und doch weißt du, dass du dort immer wieder Steine finden wirst, die den Fluss behindern. Vielleicht werden es mit der Zeit weniger, weil du achtsamer wirst. Und du weißt, dass du sie jederzeit herausnehmen und diesen Steinen – und dir – Aufmerksamkeit schenken kannst. Das beruhigt dich sehr, denn *du hast es in der Hand.* Und so fühlst du dich erleichtert und dankbar.

Nun verabschiedest du dich von deinem Seelenfluss und kommst langsam wieder zurück. Lasse dir die Zeit, die du brauchst. Bleibe noch eine Weile mit geschlossenen Augen liegen. Welche Bedeutung haben jetzt die Themen, denen du bisher keine Beachtung geschenkt hast? Hole dir alle die hervor, die jetzt betrachtet werden dürfen. Kehre dann ganz langsam in deinen Alltag zurück.

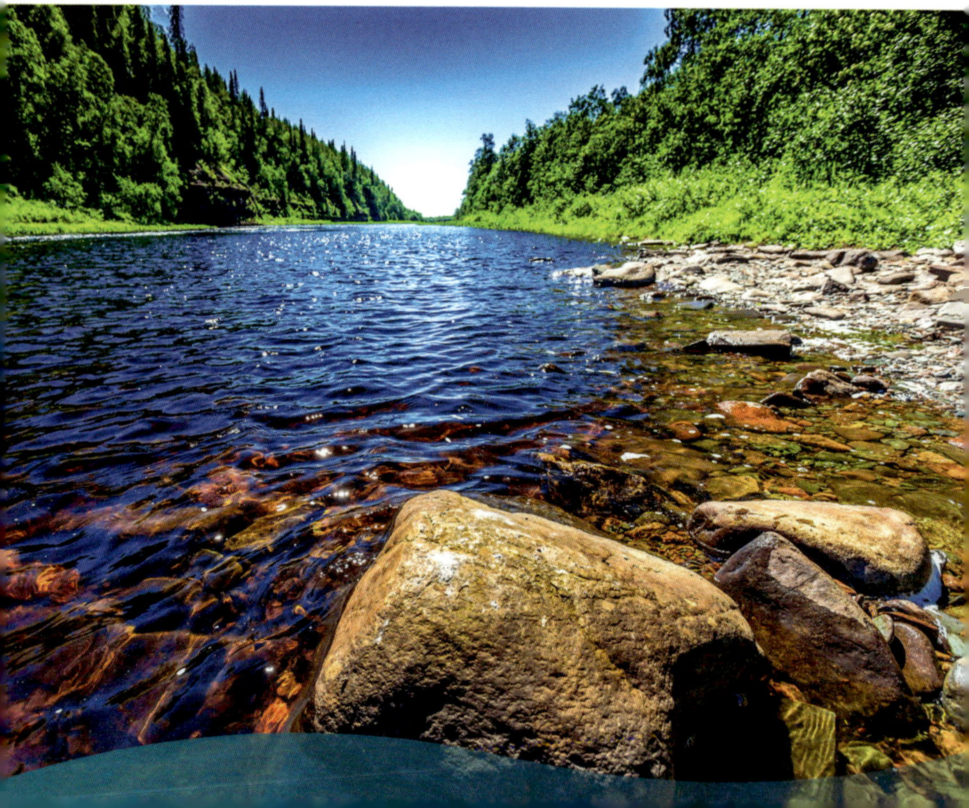

Hintergrund und Wirkung

Die schwierigste Hürde, die es zu meistern gilt, um ein glückliches Leben zu führen, ist die, Verantwortung für die eigene Entwicklung, für das eigene Seelenheil zu übernehmen. Gerade weil wir sehr oft nach außen schauen, scheint es für uns leichter zu sein, das Außen für das verantwortlich zu machen, was uns geschieht. Und so haben wir Liebeskummer wegen eines anderen, sind Opfer aufgrund der Tat eines anderen, bekommen den Job nicht wegen eines anderen, haben Streit und Konflikte, weil unsere Eltern, unsere Kinder oder unser Partner so schwierig sind. Kommt dir das bekannt vor?
In all diesen Situationen wirfst du einen kleinen oder größeren Stein in deinen Fluss hinein, der deine Lebensenergie nicht mehr ganz so frei fließen lässt. Man kann es auch so sagen: Du trennst dich nicht nur gedanklich von den Menschen, die gerade anstrengend und schwierig sind, du trennst dich auch von dir und deiner Kraft. Du schadest also am meisten dir selbst. Und natürlich könnte hier wieder der gedankliche Kreis beginnen, indem du sagst: Ja, aber die anderen … Du kennst es.

Willst du recht haben, oder willst du glücklich sein? Das Glück hängt von dir und deiner Bereitschaft ab, für dein Leben verantwortlich zu sein. Verantwortung übernimmst du, wenn du deine Verletzungen siehst und sie heilst. Wenn du erkennst, was diese Verletzungen in dir ausgelöst haben, welche Entscheidungen du in der Folge getroffen hast. Das bedeutet nicht, dass die anderen immer alles richtig machen, gewiss nicht. Aber auf die anderen hast du nun einmal keinen Einfluss.

Glück hängt in erster Linie von der Akzeptanz und Hingabe an das ab, was ist. Kein Verdrängen, kein Wegrennen. Der Startpunkt ist da, wo du stehst, mit allen Verletzungen, allen Steinen, allen Widerständen. Schaue sie dir an. Und nimm sie in die Arme, wie du ein kleines Kind in die Arme nehmen würdest.

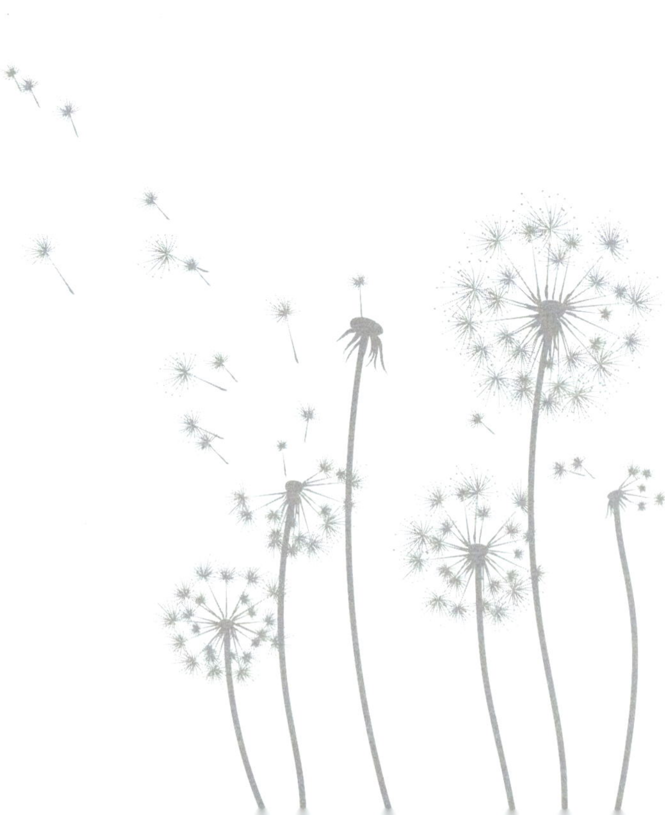

Deine 13 Wünsche

Konzentriere dich auf deine innigsten Wünsche, und erschaffe ein Bewusstsein dafür, dass sie in Erfüllung gehen werden, wenn du wahrhaft darauf vertraust. Erkenne dabei aber auch, dass du die Verantwortung für die Erfüllung dieser Wünsche nicht völlig abgeben kannst.

Schließe deine Augen, und bereite dich auf eine Zeit für dich selbst vor. Nimm ein paar tiefe Atemzüge, und richte deine Aufmerksamkeit nach innen. Spüre, was du noch brauchst, um dich ganz auf dich zu konzentrieren. Vielleicht genügt schon die Ausrichtung auf deine Atmung. Vielleicht musst du aber auch einen ruhigen Ort aufsuchen und bewusst Türen schließen, um sicher zu gehen, dass jetzt eine Zeit der Ruhe beginnen kann.

Das Thema dieser Entspannungsmeditation lautet »Deine 13 Wünsche«. Spüre gleich einmal, was es in dir auslöst, zu hören, dass du 13 Wünsche formulieren darfst. Ist es Freude oder Glück? Bekommst du einen Schreck, weil du dich vor lauter Wünschen gar nicht so schnell festlegen kannst? Oder weil du gar nicht glauben willst, dass du jetzt deine Zeit damit verbringen darfst, deine tiefsten Wünsche zu formulieren? Und dann die Zahl 13 … Für einige ist sie eine Zahl des Unglücks, für andere die beste Zahl, die es geben kann. Was empfindest du, wenn du diese Zahl hörst?

Stelle dir dann vor, du stehst vor einer großen Tafel, die nur für dich aufgestellt wurde, und du darfst deine 13 Wünsche auf ihr notieren. Wenn du am Ende eines Kalenderjahres, vielleicht auch eines Lebensjahres, stehst, dann sieh sie als 13 Wünsche für das kommende Jahr … Diese 13 Wünsche werden in Erfüllung gehen.
Du darfst jetzt deine innigsten Wünsche äußern. Es gibt nur eine Bedingung, eine Leistung, die du erbringen musst: Du bist für die Erfüllung eines dieser Wünsche verantwortlich … Ist das okay für dich? Kannst du Ja sagen zu dieser Vereinbarung?

Wenn du bereit bist, für einen der 13 Wünsche die Verantwortung zu übernehmen, dann darfst du jetzt beginnen, deine Wünsche gedanklich und ganz für dich allein auf die Tafel zu schreiben. Sie ähnelt ein wenig dem Wunschzettel, den du früher als Kind geschrieben hast. Du warst dir immer so sicher, dass deine Wünsche in Erfüllung gehen werden. Und dieses Gefühl ist wichtig. Verstärke es in dir, und halte dieses Gefühl, das dich so sicher sein lässt, dass deine Wünsche sich erfüllen werden, während du sie jetzt notierst. Du nimmst einen Stift und beginnst zu schreiben. Dabei hörst du ganz aufmerksam in dich hinein, welcher Wunsch am lautesten ist und als erster auf der Tafel vermerkt werden möchte.
Vielleicht ist es »Gesundheit«, »beruflicher Erfolg«, »Glück und Zufriedenheit in der Partnerschaft«, »mehr Freizeit« oder der Wunsch »einfach einmal nichts tun müssen« …

Du hast Zeit, dir deine 13 Wünsche ganz genau zu überlegen und sie auf deine Tafel zu schreiben. Falls du denkst, dass du keine 13 Wünsche brauchst, dann ist auch das okay … Und wenn es dir zu kompliziert erscheint, sie zu zählen und gedanklich den Überblick zu behalten, vertraue darauf, dass alles, was wichtig ist, beachtet wird, ohne dass du es auf der Tafel notieren musst. Allein der Gedanke an einen Wunsch, bewusst oder unbewusst, zählt …

Wenn du deine Wunschliste ausgefüllt hast, legst du den Stift beiseite und ruhst dich ein wenig aus. Es ist vollbracht, und du darfst dich auf einem bequemen Stuhl zurücklehnen wie im Kino. Du betrachtest deine innere Leinwand, deine Wunschtafel. Und du weißt, jetzt wird es sich entscheiden, denn es ist noch offen, welcher der 13 Wünsche derjenige ist, dessen Erfüllung in deiner Verantwortung liegt. Du bist ganz gespannt darauf, welcher Wunsch für dich übrig bleibt.
Alle Wünsche leuchten auf deiner Tafel, jeder in seiner eigenen Art schön und bunt. Sie leuchten, als würden sie von hinten angestrahlt werden … Und dann beginnt das Bild deiner Tafel langsam, sich zu verändern … Nach und nach geht das Licht aus, zuerst hinter einem Wunsch, dann hinter einem anderen, dann wieder bei einem anderen, eine bestimmte Reihenfolge wird dabei nicht eingehalten, und du weißt plötzlich, was es bedeutet. Diese Wünsche, hinter denen das Licht ausgeht, werden in Erfüllung gehen, ohne dass du etwas dafür tun musst, außer weiterhin ganz sicher und in dem Gefühl zu sein, dass sie bereits in Erfüllung gegangen sind. Freude steigt in dir auf … Und es geht immer schneller, nach und nach sind die geschriebenen Wünsche nicht mehr zu erkennen. Gebannt

schaust du zu und bist so gespannt, welcher von ihnen übrig bleibt. Hinter welchem wird noch ein Licht leuchten?
Und dann ist es so weit. Nur noch ein Wunsch leuchtet dir ganz hell und strahlend entgegen. Welcher von ihnen ist es?

Die Erfüllung dieses Wunsches liegt in deiner Verantwortung, und du übernimmst sie. Du nimmst den Wunsch für die kommende Zeit in deine Verantwortung und trägst ihn wie einen Schatz in deinem Inneren in dem Wissen: »Ich bin für diesen Wunsch da. Ich werde alles tun, ihm meine Aufmerksamkeit und meine ganze Kraft widmen, damit er sich erfüllt.«
Und auch wenn du denkst, dass du lieber einen anderen Wunsch gehabt hättest, bleibe in deinem Vertrauen: Alles ist so, wie es für dich gut ist!

Du spürst Dankbarkeit in dir für das, was du erlebt hast. Du hast 13 Wünsche formuliert, und für die Erfüllung von 12 von ihnen wird von himmlischen Helfern, von Geistwesen oder auch dem Schicksal gesorgt. Für einen einzigen bist du zuständig, nur für den einen, und du freust dich darauf …

Nun komme langsam wieder zurück, hierher, in diesen Raum, in diese Zeit, und nimm den Wunsch mit, für den du die Verantwortung trägst. Bleibe noch eine Weile in Ruhe für dich allein, um das, was du erlebt hast, nachwirken zu lassen.

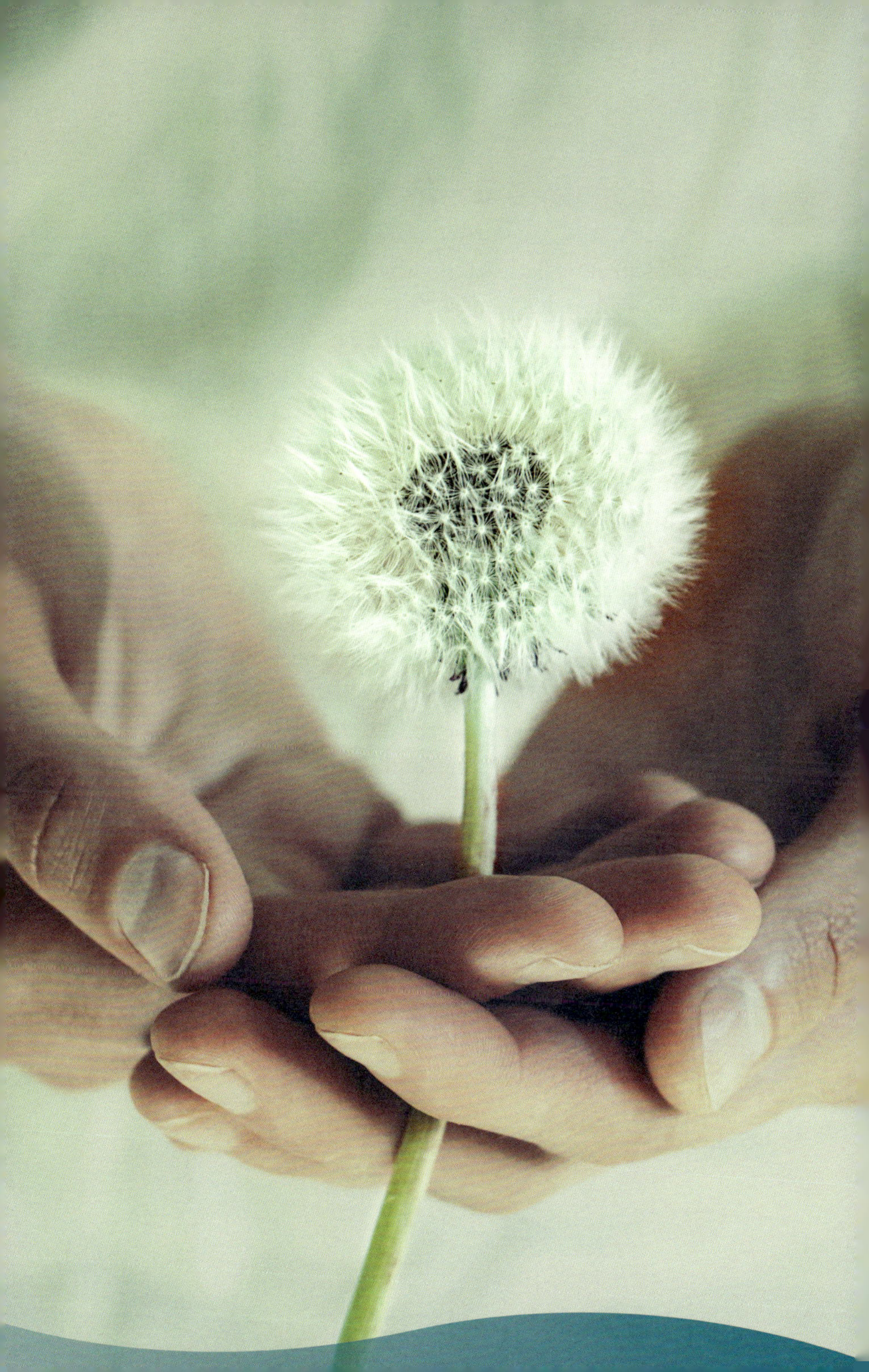

Hintergrund und Wirkung

Zu dieser Meditation hat mich ein Ritual inspiriert, das gern in der Zeit der Rauhnächte vom 24. Dezember bis zum 6. Januar praktiziert wird: Dafür schreibst du deine 13 Wünsche auf kleine Zettel. Die Wünsche beinhalten das, was dir wichtig ist, das, was dein Leben schöner und erfüllender machen würde, das, was du vielleicht schon immer einmal tun wolltest und was dir besonders am Herzen liegt. Diese 13 Zettelchen faltest du so, dass du sie nicht mehr lesen kannst, und dann legst du sie in eine Box oder eine Dose.

In jeder Rauhnacht, beginnend ab der Nacht vom 24. auf den 25. Dezember, ziehst du einen Zettel, schaust nicht, was darauf steht, und verbrennst ihn. Nimm dir dafür eine feuerfeste Schale, und schaue dem Rauch zu, während der Zettel verbrennt. Achte dabei auf deine Gefühle und Gedanken. Übergib ganz bewusst und dankbar die Verantwortung für diesen Wunsch der Geistigen Welt oder den höheren Kräften, ganz gleich, wie du es nennst, aber vertraue darauf, und sei dankbar dafür, dass für die Erfüllung dieses Wunsches gesorgt wird.

Und so verfährst du die nächsten Nächte, bis am 6. Januar ein Zettel übrig bleibt. Den nimmst du ganz besonders achtsam aus deiner Box und liest ihn. Für die Erfüllung dieses Wunsches bist nur du zuständig.

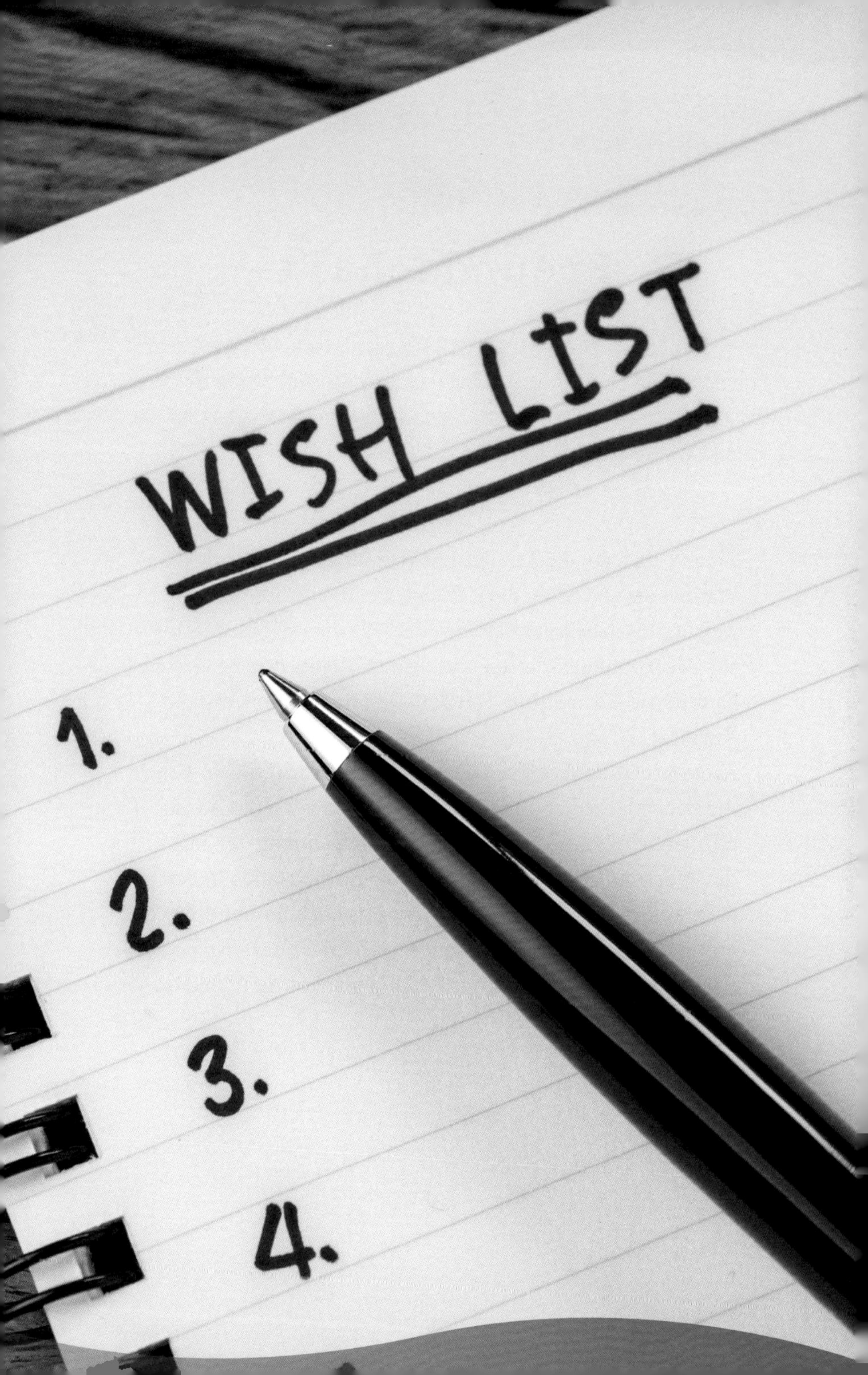
WISH LIST
1.
2.
3.
4.

Freundschaft

Diese Meditation ist ein wertvoller Hinweis für dich, den Wert deiner Freundschaften für dich zu prüfen und zu erkennen. Werde dir bewusst, wie wertvoll Freunde sind, und entwickle Dankbarkeit für die Freundschaften, die du hast.

Bereite dich auf die Zeit der Entspannung vor, ziehe dir etwas Warmes an, sodass du nicht frierst, wenn du eine Weile bewegungslos daliegst, und setze oder lege dich so hin, dass du alle Anspannung loslassen und deine Gedanken ziehen lassen kannst, wie einen Strom, von dem du immer mehr Abstand gewinnst.

Atme tief ein und aus, am besten in den Bauch, sodass sich die Bauchdecke hebt und senkt, und lasse mit jeder Ausatmung noch mehr Anspannung los, Anspannung des Tages, der Woche oder sogar des Lebens. Lasse dich fallen in der Gewissheit, dass du getragen wirst, was auch immer dir noch an Emotionen oder Situationen begegnen wird. Es ist gar nicht wichtig, wer oder was dich trägt, du wirst getragen, und du musst nichts dafür tun.

In dir entsteht der Wunsch, dich in dieser Zeit der Entspannung mit Menschen zu beschäftigen, die dir wichtig sind, die dir einmal wichtig waren, weil du sie jetzt nicht mehr oder nicht so häufig siehst und mit ihnen Zeit verbringst. Und doch haben auch sie immer noch eine Bedeutung für dich. Es geht um deine Freunde.

Und schon bist du mittendrin im Thema, du freust dich, weil es angenehm ist, an deine Freunde zu denken. Und du merkst, wie schwierig es ist, Freundschaft wirklich klar abzugrenzen von Liebe oder Bekanntschaft. Auf jeden Fall lösen deine Freunde positive Gefühle in dir aus … oder?

Was bedeutet Freundschaft für dich? Und wie viele Freunde hast du? Wie viele wirkliche Freunde hattest du in deinem bisherigen Leben bis heute? Gibt es eine Freundschaft, die seit dem Kindergarten hält? Und was haben alle deine Freunde gemeinsam? Überlege einmal … fühle dich in die Verbindungen ein, die du mit deinen Freunden hast oder hattest. Was ist für dich das Besondere an Freundschaft?

Dir wird vielleicht klar, dass du immer auf deine Freunde zählen kannst, dass du sie auch mitten in der Nacht anrufen kannst und sie ein Bett für dich frei haben, wenn du nicht allein sein möchtest, dass sie alle deine Marotten kennen und dich gerade deswegen mögen, dass sie immer ehrlich sind und dir sagen, was sie an dir nicht gut finden. Und auch wenn sie dir solche Dinge sagen, erwarten sie nicht, dass du dich änderst, bestenfalls, dass du darüber nachdenkst. Aber du darfst sein, wie du bist, und wenn du bleibst, wie du bist, mögen sie dich trotzdem. Sie haben Zeit für dich, und du hast schon viele Geschenke von ihnen bekommen, nicht nur materieller Art. Sie haben dich begleitet, auch einen Teil deines Weges getragen, als es dir nicht so gut ging, und sie haben viele Glücksmomente mit dir geteilt.

Du sinkst tiefer in ein Gefühl, das sich jetzt in dir ausbreitet: Es ist Dankbarkeit! Noch mehr als das: Du spürst den Segen, solche Freunde zu haben …
Du fragst dich, ob du genauso für deine Freunde da bist wie sie für dich. Spüre dieser Frage nach …

Möglicherweise ist in dir das Bedürfnis gewachsen, dieser Frage in deinem Leben mehr Bedeutung beizumessen. Vielleicht hast du sogar den Wunsch, deinen Freunden zu sagen, wie dankbar du bist, dass es sie gibt. Und auch, dass du immer gern für sie da bist, wenn sie dich brauchen: Sprich es ruhig einmal aus, auch wenn man unter Freunden eigentlich annimmt, dass sie diese Dinge wissen. So hat es doch unendlich mehr Bedeutung und Wirkkraft, wenn du es sagst oder in einem Symbol zum Ausdruck bringst. Und in dir entstehen erste Bilder, erste Ideen, die du am liebsten gleich umsetzen möchtest.
Du schreibst in Gedanken schon einige Zeilen an einen Freund, der jetzt vor deinem inneren Auge erscheint. Du planst eine gemeinsame Aktivität mit einem Freund, den du schon länger nicht mehr gesehen hast und gern einmal wiedersehen möchtest. Du kaufst eine schöne Blume und schenkst sie deiner besten Freundin. Du bietest einem Freund deine Hilfe an, weil du weißt, dass er oder sie zurzeit krank ist

und zu Hause nicht alles schafft, was zu tun ist. Du kochst eine Suppe und kaufst besonders wertvolle Lebensmittel ein. Und du merkst, wie gut es sich anfühlt, ein Freund/eine Freundin zu sein … Bleibe eine Weile in diesem Gefühl.

Komme nach und nach und in deinem Tempo zurück in deinen Alltag, indem du ganz langsam wieder Bewegung in deinen Körper bringst.
Nimm mit, was du an Erkenntnissen gewonnen hast, und auch die Vorhaben, die du in deinem Alltag umsetzen möchtest.

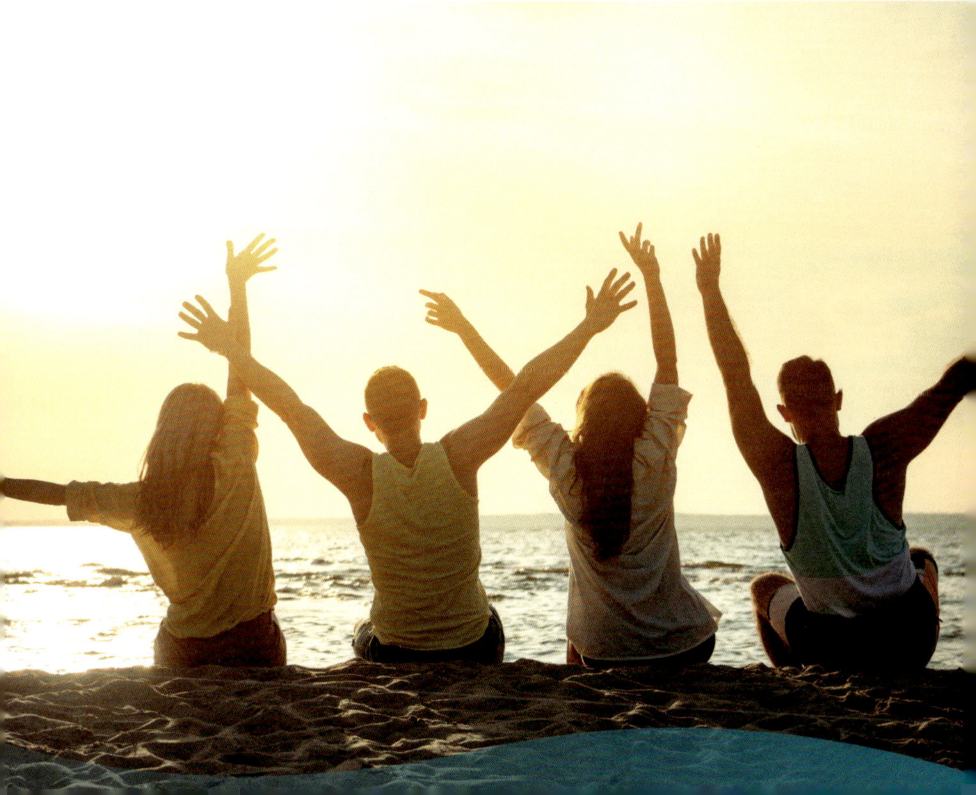

Hintergrund und Wirkung

Diese Meditation spricht für sich, und doch darf sie ein wertvoller und dankbarer Hinweis dafür sein, den Wert der Freundschaft für sich zu prüfen und als Wert an sich zu erkennen. Oft erkennen wir zwar diesen Wert, doch fehlt uns dann häufig die Bewusstheit dafür. Wenn Bewusstheit da ist, ist Dankbarkeit die Folge. Und diese Bewusstheit auch auszudrücken, vergrößert die Dankbarkeit.

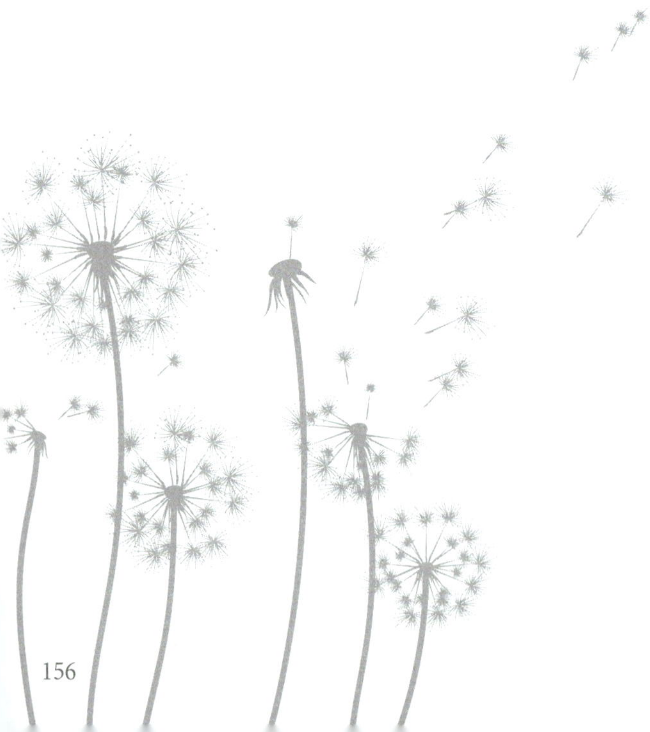

Jahresende

Jede Handlung, jeder Gedanke, jede Tat löst etwas aus – wir sprechen von dem Prinzip von Ursache und Wirkung. Diese Fantasiereise eignet sich gut für den Jahreswechsel, um positiv und energiegeladen in das neue Jahr zu starten. Wir lenken unsere Aufmerksamkeit optimistisch und voller Freude auf die vor uns liegende Zeit und ziehen auf diese Weise auch Positives für das neue Jahr an.

Lasse einmal alles los, und sinke auf deine Unterlage. Spüre, wie dein Körper immer schwerer wird. Es fühlt sich an, als würde er immer weiter werden. Stelle dir in jedem Gelenk und in jedem Bereich in deinem Körper lächelnde Gesichter vor, die überall Glück und Freude verbreiten. Nimm dir Zeit dafür. Und mit jeder Ausatmung sinkst du tiefer in dich hinein, und du lässt dich einfach fallen in der Gewissheit, dass du aufgefangen wirst. Immer mehr spürst du die Geborgenheit, die dich trägt, sie ist stark und sanft zugleich. Du lässt dich tragen.

Und jetzt, da du genau hinspürst, merkst du, dass du auf einem schönen großen und bequemen Floß liegst, das auf einem Fluss dahingleitet. Du musst gar nichts tun, der Fluss kennt den Weg, und so gibst du dich dem Strom hin, der dich immer tiefer in dein inneres Zuhause gleiten lässt. Vielleicht hast du noch gar kein Bild von diesem Platz, doch du weißt, dass du dort zu Hause bist.

Dann bleibt dein Floß langsam am Uferrand stehen, und du setzt dich in deinem Tempo auf, steigst aus und siehst einen wunderschönen Ort vor dir: Er ist fast jungfräulich schön, er wirkt so rein und harmonisch, alles ist richtig, so, wie es dort ist. Vielleicht siehst du eine Blumenwiese, einen Waldrand, Berge mit Schnee auf den Gipfeln – nur du siehst deinen Wohlfühlort … dein Zuhause …
Schaue dich um, und spüre die Wirkung, die dieser Ort auf dich hat … Er gibt dir Kraft, Geborgenheit, Zuversicht, pure Sicherheit, Frieden, Freude und Glück. Du spürst Dankbarkeit, vielleicht auch Liebe für das Leben, mit allem, was es ausmacht … Setze oder lege dich da, wo du gerade bist, einfach hin, und tauche noch tiefer in diese Gefühle ein … Du spürst sie in jeder Zelle deines Körpers …

Dann öffnest du an diesem Ort die Augen und schaust in den Himmel … Dort siehst du die Zahl des neuen kommenden Jahres, und du bleibst in deinem ganz eigenen Glücksgefühl … Schaue in das neue Jahr … Und sende in Gedanken einen Pfeil, vielleicht auch einen Vogel, vielleicht auch nur einen Gedankenblitz in den Himmel, dorthin, wo die Zahl steht, und segne dein neues Jahr mit diesem Gefühl … Es ist, als würdest du jetzt schon wissen, dass dieses Jahr ein glückliches Jahr für dich wird, genauso, wie du es dir wünschst … du fühlst es jetzt schon …
Und wieder spürst du Dankbarkeit in dir aufsteigen … Vielleicht auch schon ein wenig Vorfreude auf dieses kommende Jahr … Halte diese Gefühle in den folgenden zwei Minuten.

Löse dich dann von deinem Blick in den Himmel, und schaue dich noch einmal um an diesem Ort … Gehe langsam wieder zu deinem Floß, und lasse dich zurückbringen, nichts musst du tun, nur sicher sein, dass du deinen Samen gesät hast für das neue Jahr … Spüre noch ein wenig nach … Und dann komme langsam zurück an diesen Ort, in diese Zeit …

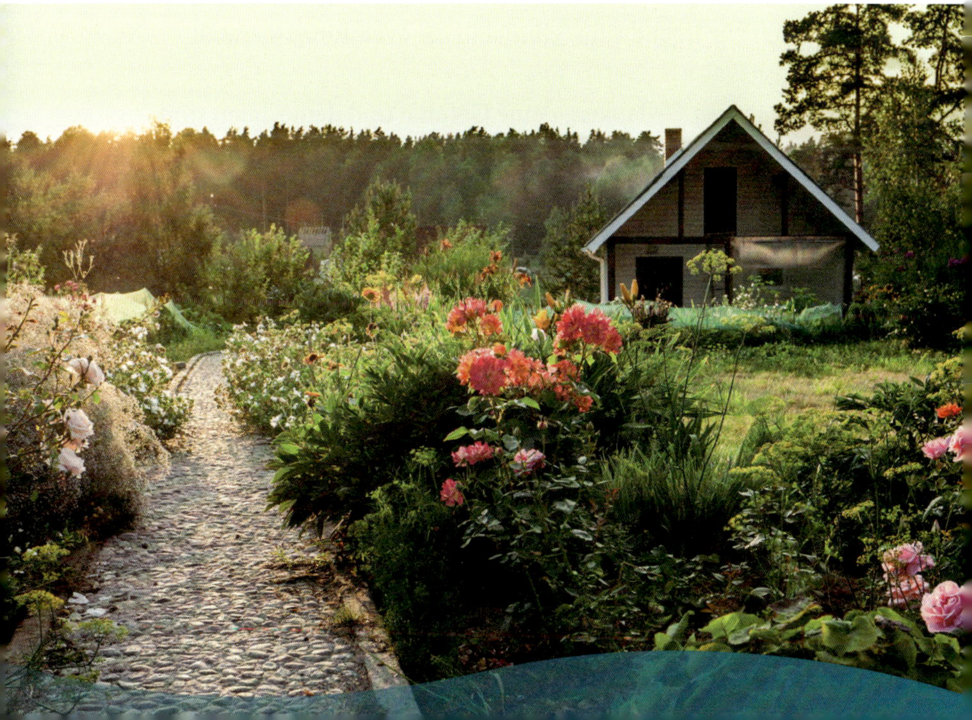

Hintergrund und Wirkung

In dieser Fantasiereise geht es um das Prinzip von Ursache und Wirkung, auch Karma genannt. Jede Handlung, jeder Gedanke hat eine Wirkung, und alles, was jetzt ist, ist die Auswirkung einer früheren Ursache. Nicht immer können oder wollen wir uns daran erinnern oder die Verantwortung dafür tragen. Und so weisen wir häufig die Schuld an dem, was uns nicht gefällt, anderen Menschen oder Umständen, vielleicht auch dem Zufall zu. Manchmal ist es tatsächlich nicht ersichtlich, was du selbst mit der aktuellen Situation zu tun hast. Wenn zum Beispiel jemand in dein Auto fährt, könntest du sagen: »Damit habe ich nichts zu tun, der andere hätte aufpassen können, ja, müssen.« Das mag sein, und doch liegt allem, was geschieht, das Prinzip von Ursache und Wirkung zugrunde, auch wenn wir uns nicht daran erinnern können, welche Gedanken, Emotionen, Vorhaben oder Absichten wir irgendwann einmal in die Welt hinausgesandt haben.

Deine früheren Gedanken, deine Gefühle und deine Taten sind die Ursachen für das, was jetzt gerade in deinem Leben geschieht. Nicht mehr und nicht weniger. Und du hast die Wahl, du kannst dich dagegen sträuben und viel Energie darauf verwenden, oder du akzeptierst dieses Gesetz und machst das Beste daraus, indem du die volle Verantwortung für dein Leben und alles, was darin geschieht, übernimmst.

So kannst du in dieser Fantasiereise zum Jahresende schon ein Samenkorn säen in Form deiner Visionen, Wünsche und guten Segnungen für das, was kommen mag. Und du kannst alles hineingeben, was du an Gefühlen und Gedankenkraft zur Verfügung hast, und dich dabei schon so fühlen, als sei alles jetzt schon erfüllt. Hüte dich davor, zu sagen: »Ja, jetzt fehlt mir noch alles, aber wenn ich das und das hätte, dann …« So sendest du Gedanken des Mangels hinaus. Also achte darauf, dass deine Gefühle und Gedanken positiv sind und du fest in der Annahme und Ausrichtung verankert bist, dass alles jetzt schon da ist.

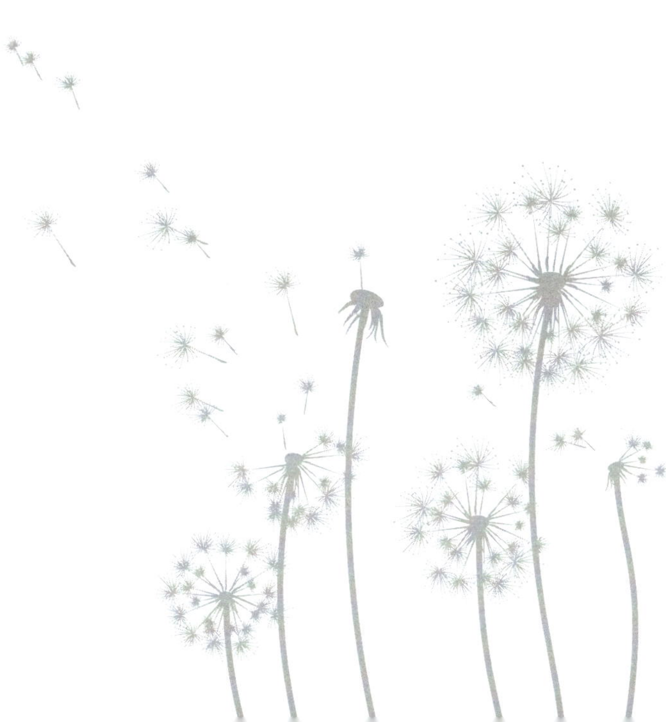

Die Quelle der Liebe

Es ist einfach, zu lieben – du musst es nur zulassen. Ein kleines Ja reicht bereits aus, aber dafür musst du dich bewusst entscheiden. Und so findest du Zugang zu deiner Quelle der Liebe.

Schließe deine Augen, und nimm diesen Vorgang ganz bewusst wahr. Spüre, wie gern du sie schließt. Mit diesem bewussten Wahrnehmen beginnt bereits das genaue Fühlen, das Ehrlichkeit voraussetzt. Bist du ehrlich mit dir selbst? Jetzt? Immer?
Welche Impulse hast du in dir gespürt, als du die Worte »Schließe deine Augen« gelesen oder gehört hast? Ein Ja oder ein Nein? Alles darf sein, und das eine ist nicht besser als das andere. Ganz gleich, wie es bei dir ist, folge einfach weiter dieser Anleitung.

Frage dich: »Möchte ich bedingungslose Liebe fühlen? Alles, was ist, mit Augen voller Liebe betrachten?« Spüre aufmerksam in dich hinein.
Wenn sich jetzt dein Verstand einschaltet und sagt, dass das sowieso nicht gehe, höre diesen Einwand, und stelle ihn einfach zurück. Gerade ist er nicht wichtig.
Möchtest du in Liebe sein? Jetzt? Einfach so? Ich bin sicher, dass du Ja sagst. »Ja, ich will, auch wenn ich nicht weiß, wie es

geht« … Und das macht gar nichts. Denn diese kleine Bereitwilligkeit, dieses »Ja, ich will« genügt, um die Liebe in dein Leben einzuladen.
Wenn du genau hinfühlst, dann bemerkst du bereits jetzt eine Veränderung in dir. Deine Bereitschaft für die Liebe hat etwas in dir ausgelöst. Spüre, wie sich dein Brustraum jetzt anfühlt, wie viel leichter du atmen kannst, wie viel weiter du den Brustraum geöffnet hast, ohne dir dessen bewusst gewesen zu sein. Spüre in deine Zellen hinein, und nimm wahr, dass sich jede Zelle in dir bereits deinem »Ja, ich will« geöffnet hat. Und vielleicht hast du auch innerlich oder äußerlich geseufzt. Fühle deine Offenheit für die Liebe …
Diese kleine Zusage, sich der Liebe hingeben zu wollen, genügt. Ja zu sagen, auch wenn du gar nicht weißt, wie es weitergeht. Ja, ich will. Ja, ich will Liebe spüren, jetzt, einfach so.

Und jetzt darfst du, wenn du möchtest, für einen kleinen Moment deinem Verstand zuhören, der vielleicht sagt: »Liebe – ohne einen Auslöser im Außen? Wie soll das denn funktionieren?« Es hat schon funktioniert! Du bemerkst jetzt, dass du längst in diesem Gefühl der Liebe angekommen bist, ohne dass etwas im Außen geschehen ist.
Und diese Erkenntnis lässt deine Zellen ein weiteres Mal offener und weiter werden, und dieses Mal nimmst du es gleich bewusst wahr. Du atmest in jede einzelne Zelle hinein, in deine Lungen, in deinen Brustkorb, in dich, in deine Liebe … Genieße es, und lasse es größer werden in dir … dieses Gefühl der vollkommenen Liebe …

Du weißt, diese Liebe ist bedingungslos … sie ist einfach so in dir entstanden … Weil du Ja zu ihr gesagt hast.
Bleibe in diesem Gefühl, solange du magst. Und wenn du möchtest, kannst du es auch noch größer werden lassen, indem du dich mit deinem Atem immer weiter ausdehnst, auch über deinen Körper hinaus …
Entscheide selbst.

Dann komme, wann immer du magst, wieder zurück in dein Hier und Jetzt, und öffne langsam deine Augen. Nimm mit, was sich an Erkenntnis, an Gefühl, in dir verankert hat.

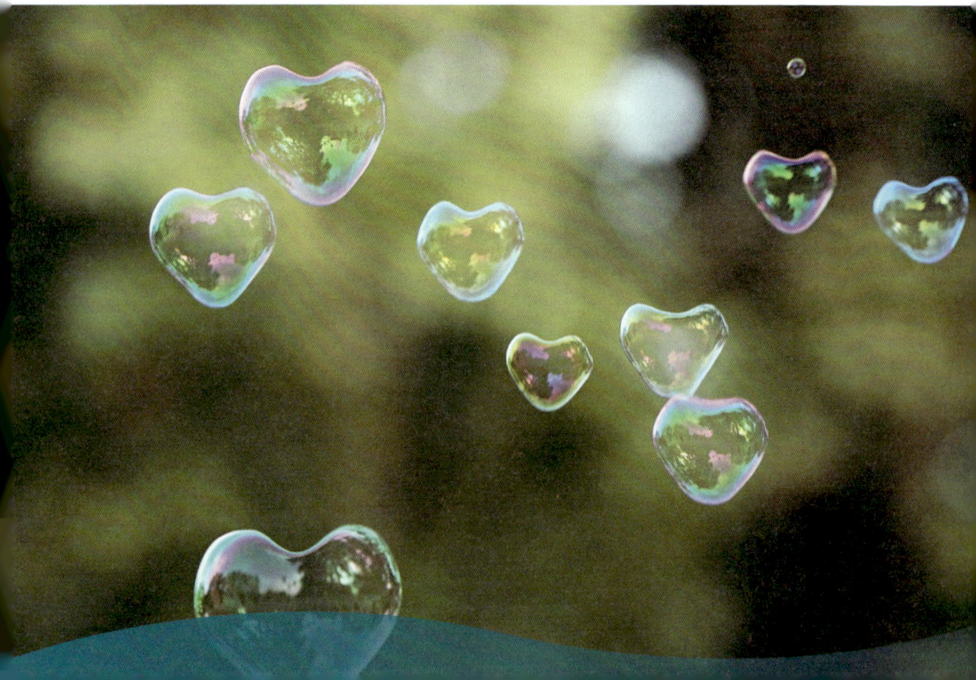

Hintergrund und Wirkung

Immer wieder höre ich Fragen wie: »Wie geht das mit dem Fühlen?« oder »Ich würde ja gern Liebe empfinden, aber so einfach ist das nicht! Wie soll ich es tun? Was kann ich tun?«

Und genau das ist oft das Problem: Wir glauben immer, wir müssten irgendetwas tun, um … Und das ist im Grunde schon zu viel. Aber wir tun uns so schwer damit, zu verstehen, dass wir nichts tun müssen, um geliebt zu werden, um Liebe zu empfinden, um einfach zu lieben. Und doch sehnen wir uns so sehr danach.

Diese Meditation kannst du zu jedem Zeitpunkt und auch ganz frei im Alltag anwenden, weil sie lediglich ein »Ja, ich will« benötigt. Das bedeutet, unabhängig davon, in welcher emotionalen Lage du dich zur jeweiligen Zeit befindest – und in der Regel sind es dann eher negative Gefühlszustände, denn ansonsten genießen wir ja – darfst du sagen: »Ja, ich darf so fühlen!« Und probiere das ruhig öfter, merke dir, wie du ein Mantra anwendest, du wiederholst es einfach immer wieder, und mehr tust du nicht. Dadurch beruhigst du dein emotionales System, weil du dir die Erlaubnis gibst zu dem »Alles darf sein«. Und das entspannt, weil du sowieso nicht ändern kannst, was gerade ist und was du fühlst. Das Einzige, was du beeinflussen kannst, ist deine Einstellung dazu. Und diese Einstellung sagt: »Ja, es darf sein.« Und schon wirst du ruhiger.

Dann kannst du ein »Ja, ich will das alles mit den Augen der Liebe betrachten« hinzufügen, und vielleicht hilft es dir, einen angemessenen Umgang mit der betreffenden Situation zu finden.

Nachwort

Wie geht es dir jetzt, nachdem du sicher schon viele der Meditationen und Fantasiereisen aus diesem Buch gemacht hast? Hast du einen Zugang zu dir gefunden und zu deiner ganz eigenen Entspannungszeit? Zu deiner Zeit der Ruhe? Wenn dem so ist, freue ich mich mit dir. Wenn deine Antwort Nein lautet, ist das genauso gut, weil es auch ein Zeichen für Bewusstheit ist, zu wissen, was noch nicht ist. Von dort aus kannst du in eine Richtung weitergehen, die sich für dich stimmiger anfühlt.

Zum Abschluss habe ich noch eine Meditation für dich, die sich besonders eignet, wenn du viele der Meditationen und Fantasiereisen aus diesem Buch bereits gemacht hast und somit Übung im Meditieren und Reisen hast.
Ein letztes Mal darfst du dich für eine Zeit der Entspannung bereit machen. Und du weißt auch schon, wie du das machst, es ist dir sehr vertraut und zur Gewohnheit geworden. Gewohnheiten haben wir viele, gute und schlechte. Dir Zeit zu nehmen, um ruhig zu werden, ist eine gute Gewohnheit für dich geworden. Dessen bist du dir sicher, weil du längst verstanden hast, dass Ruhe dir guttut, gerade dann, wenn dein Alltag hektisch und voller Anforderungen ist. Und wenn du das Gefühl von Hektik hattest, dann fällt diese Hektik jetzt wie von selbst von dir ab, vielleicht war sie auch gar nicht spürbar, und du beginnst bereits jetzt, die Ruhe um dich herum und in dir zu genießen.

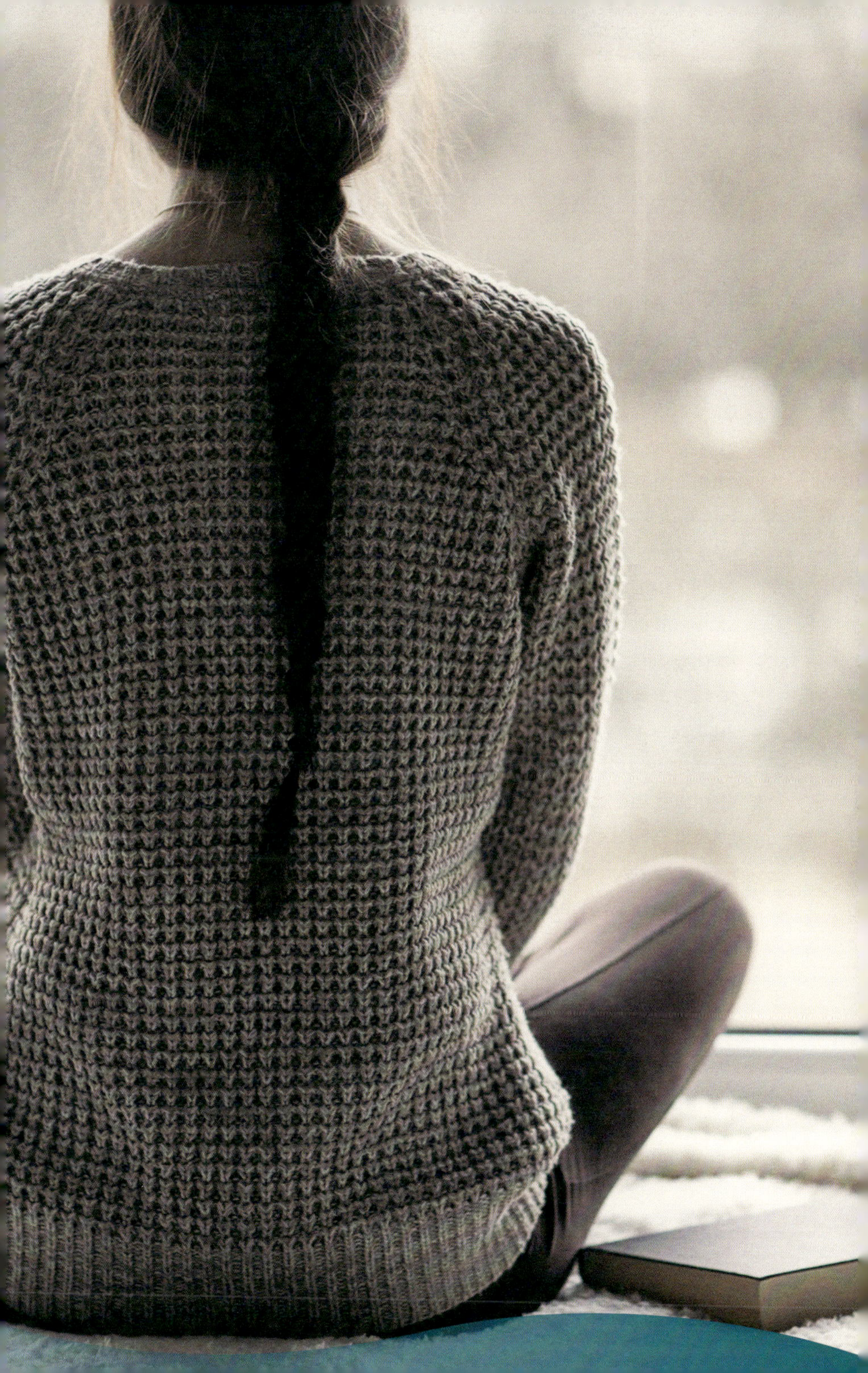

Du sitzt oder liegst ganz entspannt, während du der folgenden Geschichte lauschst …

Ein Tag neigt sich dem Ende zu, und es wird dunkel. Du stehst am Fenster und beobachtest das Schauspiel, das sich dir draußen in der Natur bietet: Leichter Nebel zieht über die Felder. Ein wenig magisch sieht es aus, die Sonne ist am Horizont noch zu sehen, sie steht tief im Winter. Es fällt ihr ohnehin schwer, lange den Tag zu erhellen, und heute ganz besonders. Sie hat es nur für einige wenige Stunden geschafft, den Nebel zu durchdringen. Wie ein Schleier lag er über der Nacht und über dem größten Teil des Tages. Jetzt schleicht er sich von rechts aus dem Nordwesten wieder an, und wenn du in diese Richtung schaust, siehst du fast nur noch Weißgrau in Grau. Alles, was eben noch da war, hat der Nebel schon zu sich genommen. Schaust du aber zur Sonne, ein Stückchen weiter nach links, nach Südwesten, siehst du noch Sonnenstrahlen die karge Landschaft beleuchten, zwar nicht stark, aber hier hat die Sonne noch die Oberhand. Und das macht es so magisch. Es sieht aus, als würden die Sonnenstrahlen langsam aber sicher vom aufkommenden Nebel eingehüllt, sodass du jeden einzelnen Strahl betrachten kannst. Du kannst mit deinem Blick dem Sonnenstrahl von unten am Feld bis nach oben zur Sonne folgen. Die Eiche im Hintergrund und am Rande des Horizonts mit ihrer gleichmäßig geformten Silhouette ist schon eingehüllt im Nebel und wird gleichzeitig noch ein wenig von den Sonnenstrahlen beleuchtet. Die Natur schweigt dazu, als ob jedes einzelne Lebewesen den Abschied dieses Tages bewundert. Jede Silbe würde die Magie durchbrechen.

In deinem Haus ist es warm, das Feuer im Kamin brennt immer noch leicht, und die letzten Sonnenstrahlen erwärmen durch das Fester hindurch ein wenig dein Gesicht. Du kannst den Blick gar nicht abwenden, so fasziniert betrachtest du dieses Ende des Tages. Was für ein Geschenk! Etwas anderes kannst du gar nicht denken und empfinden.

Du gehst gedanklich auf die Suche nach weiteren Ereignissen an diesem Tag, für die du Gleiches empfindest und spazierst vor deinem inneren Auge an den Beginn deines Tages. Heute brauchtest du keinen Wecker. Du bist aufgestanden, als du aufgewacht bist, und auch das hast du ganz langsam getan, denn keine Verpflichtung hat dich gerufen oder angetrieben. Und dann bist du nach unten in deinen Wohnraum gegangen, dorthin, wo der Kamin steht, und hast ihn angefeuert. Und so konntest du den ganzen Tag über die wohlige Wärme in deinem Haus genießen. Mit einer Tasse Kaffee und einem Buch hast du dich in deinen Lieblingssessel gesetzt und bist nur für ein oder zwei weitere Kaffee aufgestanden. Jeden einzelnen hast du genossen, bis dich doch der Hunger an den Frühstückstisch getrieben hat. Brötchen von gestern und deine Lieblingsmarmelade hattest du noch da.
Erst gegen Mittag hat es dich für einen Spaziergang nach draußen gezogen, zu diesem Zeitpunkt hatte sich der Nebel noch erfolgreich gegen die Sonne gewehrt. Diese konntest du nur als kleinen leuchtenden Punkt hinter den Nebelwänden erkennen. Später hatte sie sich dann für ungefähr zwei Stunden durchgesetzt und erhellte die Winterlandschaft, so gut es ihr möglich war. Ein schönes Bild. Aber zu der Zeit warst du schon wieder in deinem Haus, hast gekocht, ein wenig

Hausarbeit gemacht, Dinge erledigt. Bis du am Fenster stehen geblieben bist am späten Nachmittag. So einfach kann Glück sein, denkst du.

Und auch wenn nicht jeder Tag so abläuft und es manche Tage gibt, an denen du mehr zu tun hast und mehr Anforderungen erfüllen musst, nimmst du dir vor, jeden Abend vor dem Schlafengehen eine Liste mit Dingen zu schreiben, für die du dankbar sein kannst.

Behalte das Gefühl von Dankbarkeit in dir, während du dich im Anschluss ganz langsam wieder bereit machst für das, was kommen mag, und ins Hier und Jetzt zurückkehrst.

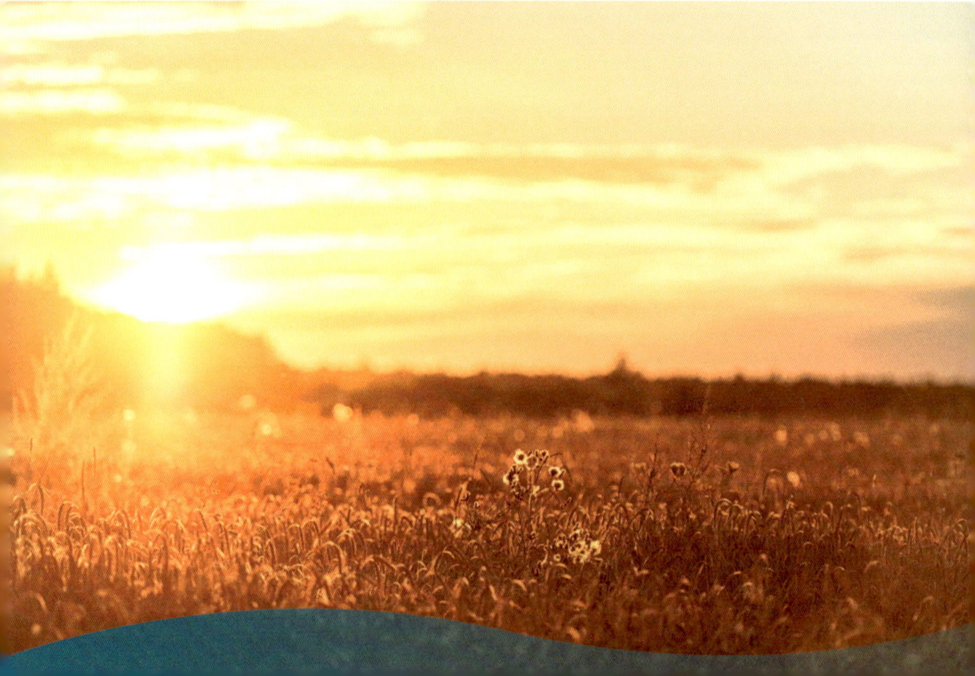

Nimm dir immer wieder Zeit für die Dinge auf deiner Liste. Wofür bist du besonders dankbar? Es müssen keine großen Dinge sein, vielmehr sind es die kleinen, eher unbedeutenden und schnell zu übersehenden Selbstverständlichkeiten, für die wir dankbar sein können – für die du dankbar bist. Zum Beispiel, dass du jeden Morgen wieder aufwachst, dass du Füße und Beine hast, die dich tragen, dass du Hände hast, die zugreifen können, dass du ein Herz hast, das so stark lieben kann, dass du das Geschenk des Lebens in dir trägst. Schreibe deine ganz persönliche Liste der Dankbarkeit … immer wieder.

Was auch immer im Außen und in unserem Inneren passiert, möchte wahr- und ernst genommen werden. Darauf kommt es auf dem Weg zu sich selbst an. Und diesen Weg kann jeder nur allein und für sich gehen. Ein Abschnitt oder ein Teilaspekt auf diesem Weg ist die Bereitschaft, achtsam zu sein und sich selbst bewusst wahrzunehmen. Das kann in jedem Moment praktiziert werden. Oder du hältst dir ganz bewusst Zeiträume in deinem Kalender frei für eine Meditation, die dir Zeit schenkt für dich selbst. Zeit, um dieses Bewusstsein zu üben. Sie kann dir so unendlich viel Kraft spenden für deinen Alltag. Einen Alltag, den du entspannt verbringen kannst, wenn du innerlich ruhig geworden bist.

Habe es schön, und sei lieb gegrüßt
Ines

Danksagung

Danke sagen möchte ich meiner Ausbilderin in Energie- und Heilarbeit, Martina Kriger, für alles, was ich von ihr gelernt und erfahren habe. Sie zeigt mir immer wieder, wer ich bin.

Seit vielen Jahren begleitet mich meine Beraterin und Heilpraktikerin Dr. rer. nat. Marlies Koel in persönlicher Entwicklungsarbeit. Sie war die Erste, die mich darauf hingewiesen hat, dass es einen Unterschied gibt zwischen »Gefühle denken« und »Gefühle fühlen«.

Danke sagen möchte ich folgenden lieben Menschen, die mich im Vorfeld unterstützt und mein Buch gelesen haben: Annette, Jasmin, Britta, Doris und Marco.

Und ein Dank geht an alle, die Vertrauen in mich und meine Arbeit haben.

Meine drei Kinder haben einen großen Anteil an dem, wer ich heute bin. Sie haben mich immer wieder über meine Grenzen hinausbefördert, sodass ich meinen Rahmen erweitern musste. Sie haben mir auch gezeigt, was noch zu groß für mich ist und wofür ich noch Zeit brauchte, um dem gewachsen zu sein. Sie haben mich bedingungslose Liebe und Hingabe gelehrt. Und das tun sie immer noch. Also habt Dank: Moritz, Kolja und Mika.

Literatur-empfehlungen

Dahlke, Rüdiger: Krankheit als Symbol. Ein Handbuch der Psychosomatik. Symptome, Be-Deutung, Einlösung. C. Bertelsmann Verlag 1996.

Katie, Byron: Lieben was ist. Wie vier Fragen Ihr Leben verändern können. Arkana Verlag 2002.

Kornfield, Jack: Das weise Herz. Die universellen Prinzipien buddhistischer Psychologie. Arkana Verlag 2014.

Ruland, Jeanne: Das Geheimnis der Rauhnächte. Ein Wegweiser durch die zwölf heiligen Nächte. Schirner Verlag 2020.

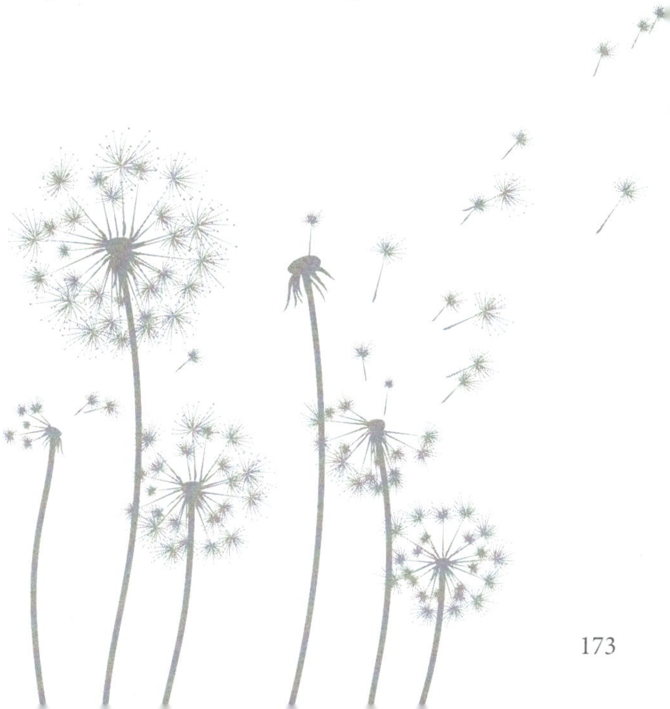

Über die Autorin

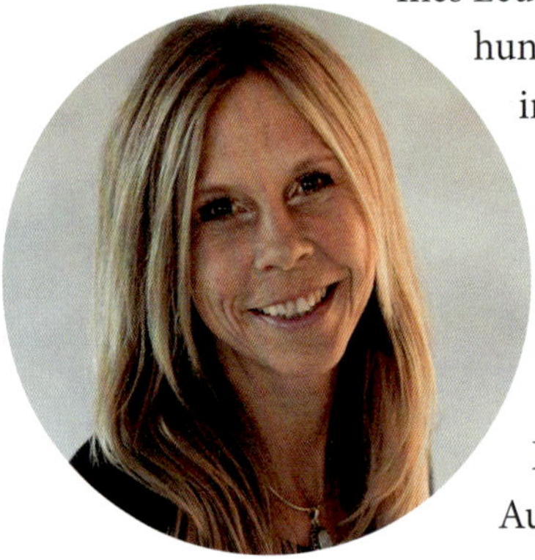

Ines Leue studierte Psychologie und Erziehungswissenschaft und hat Ausbildungen in Energie- und Heilarbeit, zur Mediatorin, GORDON-Familientrainerin und Yogalehrerin absolviert. Ihre Schwerpunkte liegen im Coaching, in der Supervision und in persönlicher Entwicklungsarbeit. Aspekte ihrer Energie- und Heilarbeit sind Reiki, Auratherapie, Systemisches Aufstellen, energetische Hausreinigung, Beratungen mithilfe der Geistigen Welt und Energiefeldarbeit. Sie arbeitet angestellt und selbstständig in Osnabrück.

Bildnachweis

Bilder von der Bilddatenbank www.shutterstock.com

Schmuckelemente auf allen Seiten:
Goldener Farbverlauf # 341320430 (© dwph), Ornament Pusteblume # 1093463621 (© Galyna_P), goldene Pusteblume # 408410500 (© NotionPic), graue Pusteblumen # 1012201147 (© CloudyStock)

Weitere Bilder:
S. 4: # 299737715 (© Wstockstudio), S. 9: # 467902418 (© skvalval), S. 11: # 587960360 (© LedyX), S. 16: # 55449139 (© Bogdan Boev), S. 21: # 217377394 (© Matic Stojs Lomovsek), S. 27: # 1258746463 (© Sabine Will), S. 30: # 1510165223 (© Microgen), S. 37: # 569973988 (© S Buwert), S. 43: # 538359283 (© shevtsovy), S. 49: # 99143171 (© Olha Afanasieva), S. 55: # 144993463 (© Patrick Foto), S. 59: # 128679269 (© Johan Swanepoel), S. 63: # 1436754239 (© Wakllaff), S. 66: # 796014109 (© Rushvol), S. 75: # 358709861 (© Sara Winter), S. 91: # 1071252569 (© Boule), S. 97: # 400712308 (© Mallmo), S. 102: # 1589036170 (© Siwakorn1933), S. 112: # 644785699 (© Protasov AN), S. 117: Fehlend # 156362567 (© Galyna Andrushko), S. 124: # 1019167894 (© LedyX), S. 130: # 595956338 (© OndroM), S. 136: # 121353139 (© Dennis van de Water), S. 142: # 1046554378 (© Nikolay 007), S. 149: # 281650271 (© Alina Kruk), S. 151: # 1411180427 (© eamesBot), S. 155: # 1470975872 (© Dmitry Molchanov), S. 159: # 131937623 (© Scorpp), S. 164: # 355256486 (© Africa Studio), S. 167: # 551282740 (© NinaMalyna), S. 170: # 461357296 (© photosounds)

Danke für deine REZENSION

– Gemeinsam sind wir mehr –

Liebe Leserin, lieber Leser,
von Herzen danken wir dir, dass du dieses Buch in den Händen hältst und es bis zum Ende gelesen hast. Das bedeutet uns, dem Schirner Verlag und seinen Autoren, sehr viel. Aus voller Überzeugung und mit Hingabe widmen wir uns seit vielen Jahren Themen, die unser aller Lebensqualität und Bewusstwerdung dienlich sind, und hoffen, einen Beitrag für eine lichtvollere Welt leisten zu können. Wenn dir unsere Arbeit gefällt, möchten wir dich bitten, dir einige Minuten Zeit zu nehmen, um dieses Buch zu rezensieren. Warum? Die meisten Menschen lesen Rezensionen, bevor sie ein Buch kaufen, da sie hierdurch einen Eindruck bekommen, ob und wie der Inhalt des Buches den Leser erreicht hat. Eine kurze Rezension ist dabei ebenso hilfreich wie eine lange, sehr ausführliche. Um es auf den Punkt zu bringen:

Eine Rezension ist heutzutage die beste Werbung für ein Autorenwerk!

Wenn du den Schirner Verlag und seine Autoren neben dem Buchkauf auch anderweitig unterstützen willst, dann bitten wir dich: Schreibe für jedes Werk eine Rezension – vielleicht als persönliche Leseempfehlung für die Buchhandlung in deiner Nähe oder online, z. B. beim Schirner Verlag. Das wäre nicht nur eine Wertschätzung für die Autoren, sondern kann dazu beitragen, dass die Verkaufszahlen steigen und der Schirner Verlag auch in herausfordernden Zeiten Bestand hat.

WIE SCHREIBT MAN EINE REZENSION?

Grundsätzlich sollte eine Rezension aus der eigenen, subjektiven Sicht geschrieben werden, da es sich um eine persönliche Meinung handelt. Du kannst in zwei Sätzen deine Gedanken zu dem Buch äußern oder eine längere Rezension verfassen. Falls du nicht weißt, wie du beginnen sollst, hier ein paar Anregungen:

- War das Buch leicht verständlich geschrieben? Wie hat dir die Sprache gefallen? Wie empfandest du die Aufteilung der verschiedenen Themen?
- War es unterhaltsam? War es deiner Meinung nach mit Herzblut und Liebe geschrieben? Wie hat es auf dich gewirkt?
- Hat es dein Herz berührt? Konntest du dich wiederfinden?
- War es tief greifend genug? Hast du viel Neues gelernt?
- Hat es gehalten, was der Titel und die Buchbeschreibung versprochen haben? Hat es deine Erwartungen erfüllt?
- Was macht das Buch besonders? Warum sticht es heraus im Vergleich zu anderen Büchern, die ein ähnliches Thema behandeln?
- Würdest du das Buch weiterempfehlen oder verschenken?

Dankeschön

lesen, fliegen, landen
Schirner Verlag